遠離痠痛．壓迫．病變，全面剖析你的頸椎狀況！

頸椎症候群預防保養書

漢欣文化編輯部◎著

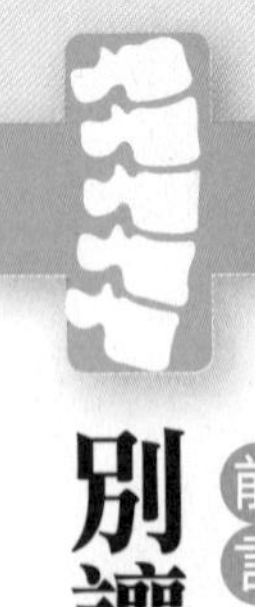

前言

別讓頸椎症候群找上你

一天早上起來，突然發現脖子轉動困難，而且有疼痛感，心裡想，「應該是落枕吧，貼貼藥布，過幾天就好。」

日子一天天過去，疼痛的感覺越來越強烈，藥布早就失去「安慰」的效果，開始吃止痛藥，從一般的普拿疼吃到嗎啡，從中醫推拿，到物理治療（包含牽引、紅外線和電療）……疼痛絲毫沒有減輕，頭頸部能活動的範圍反而越來越小，走路、睡覺、活動都痛，到最後甚至連站著不動也可以痛到難忍。

到底怎麼了呢？復健科的醫師給了我答案，是頸椎的椎間盤出了問題，便轉到了神經外科去處理了。一般說來，任何頸部的不適我們統稱為「頸椎症候群」。頸椎症候群原本是較常發生在老年人身上，但據一位物理治療師跟我說，現在罹患這種病的年輕人卻有增加趨勢，在物理治療室經常可以看到十五、六歲的年輕人一邊滑著手機，一邊做頸部的牽引，這又是為什麼呢？

事實上，頸椎症候群的發生和我們平常的姿勢有著密不可分的關係。舉例來說，如果工作多集中在頭頸部長期處於同一姿勢的人，或頭頸部活動頻繁，以及從事頸部容易受傷職業的人，像是久坐辦公桌的白領階層、電腦操作員、會計、教師、編輯等，需長期伏案工作的職業，這些人患頸椎病的機率就相對的比一般人高出四至六倍。

那大家一定和我一樣，想問問有沒有預防的方法？任何一種疾病在發生以前，應該總是可以「做些什麼」來預防它的發生吧！

剛好有一次在醫院候診的時候，我隨手就拿了醫院裡的衛教單張，仔仔細細的看著。只見上面寫著，要預防頸椎症候群首先就必須養成定期運動的習慣，如游泳、做柔軟操以活動頸部肌肉。要端正坐姿，不要躺在沙發或床上看電視、看書，尤其長期伏案工作的人，少做低頭屈頸或長時間頭頸為同一位置動作，而且每小時要站起來活動幾分鐘，做做頸部柔軟操、聳聳肩，或自我按摩肩頸部肌肉，以放鬆肩頸部肌肉群，儘量避免超過兩小時的持續低頭工作……

老實說，這些我幾乎都沒有做到。因為工作的關係，往往一低頭就是好幾個小時，總等到頸子痠或痛到幾乎抬不起來了，才驚覺該動一動了。那，如果像我一樣，已經出現了頸椎病症狀呢？還有沒有什麼是我們可以做的，能夠減緩疼痛，避免走上手術這條路呢？

醫師告訴我，除了三不五時動一動頸子外，減少滑手機、盯著電腦不放這些壞習慣，如果工作需要長時間低頭，最好能選用前高後低的傾斜式桌面，或讀書看報時使用有一定傾斜度的閱讀架，減輕頸部的負擔。此外，早晨起床後活動一下頸椎，睡覺時枕頭宜選用高度不超過十厘米、符合人體頸椎生理曲度（齊肩）、軟硬適度的枕頭；並將頸椎、肩背部一起墊實為原則，切忌只墊頭枕部使頸椎懸空，否則將加重頸部肌肉的疲勞，加重或誘發該病。當然若經常落枕也容易導致頸椎病。

或許是之前拖得太久了，延誤了最佳的治療時機，因此，經過三個多月的治療，最後我還是逃不過手術的命運，接受了頸椎間盤置換手術。其實，頸椎病經過正規治療，大部分都可以有效的緩解病情，當然，先決條件是不要拖，要趕緊就醫，找尋最適當的治療方式，千萬不要誤信偏方，更不可讓沒有治療經驗的人隨便整脊、按摩，否則操作失誤致使病情加重甚至癱瘓，就成了難以挽回的遺憾了。

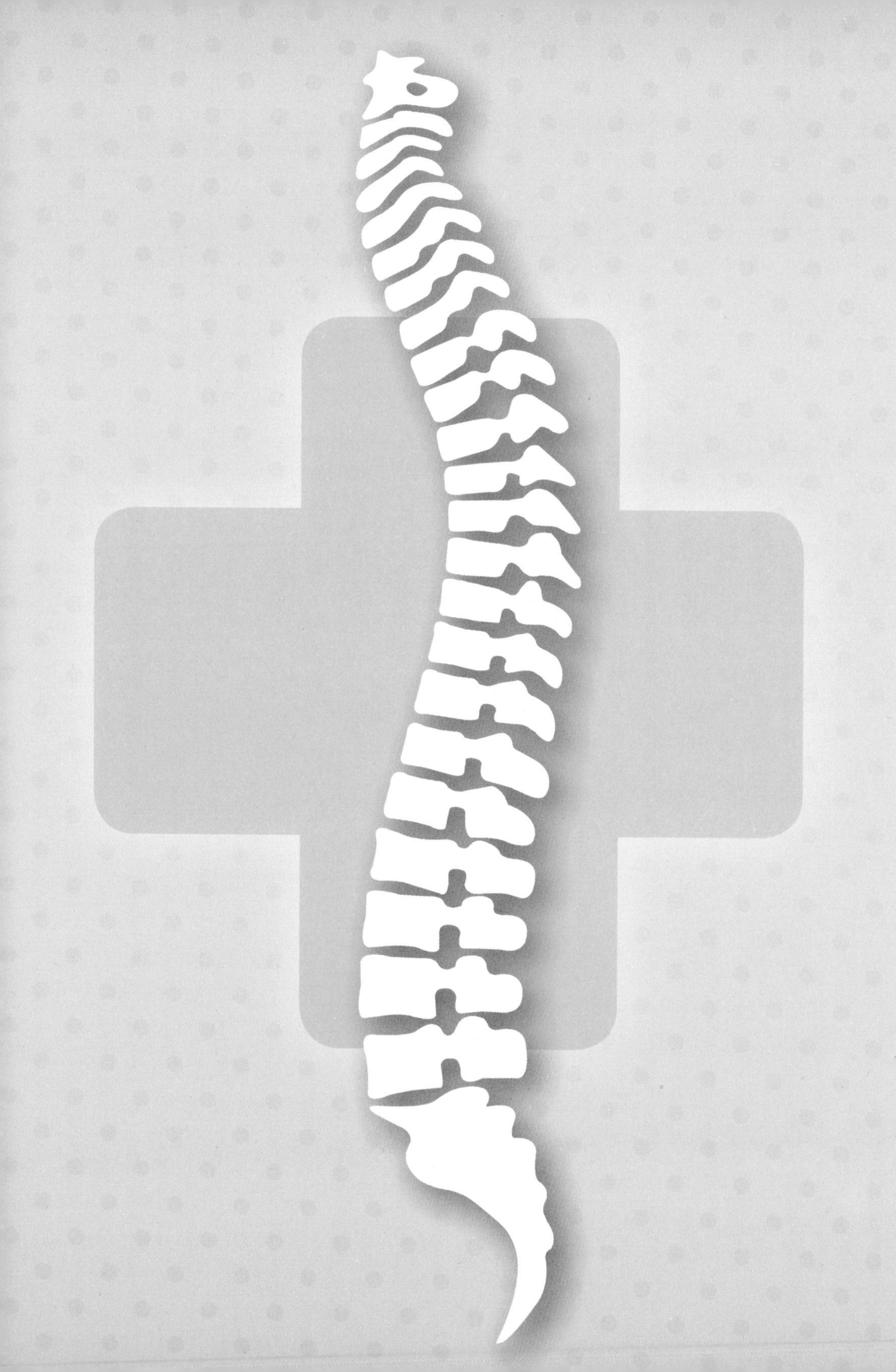

目錄 CONTENTS

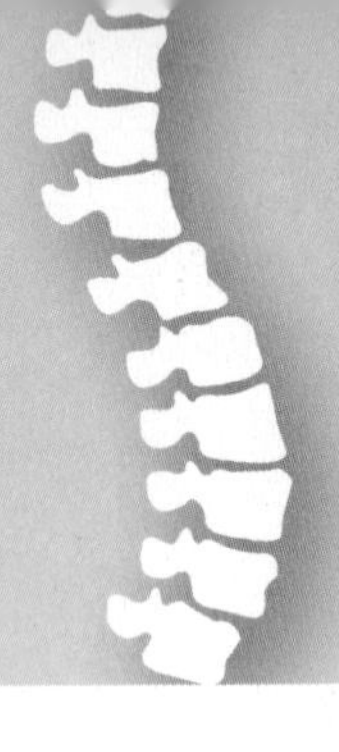

01 頸椎症候群基本常識——認識頸椎症候群

02 頸椎症候群患者最關心的問題——頸椎狀況15問

目錄 CONTENTS

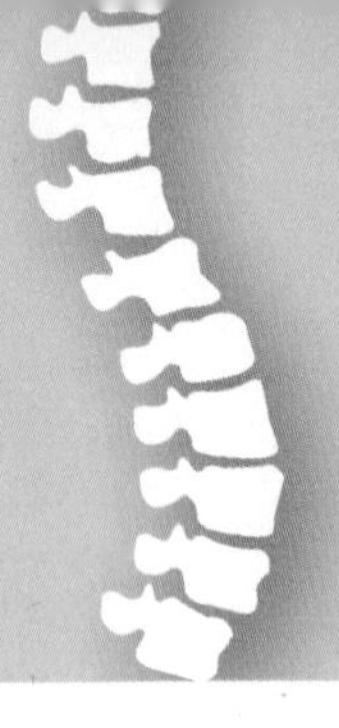

04 頸椎症候群的治療——食療‧常用藥物‧非藥物治療指南

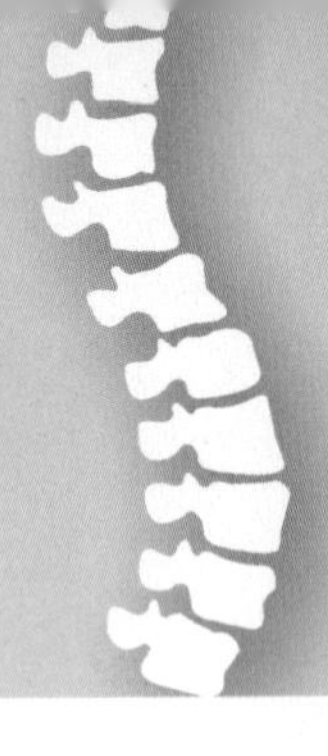

目錄 CONTENTS

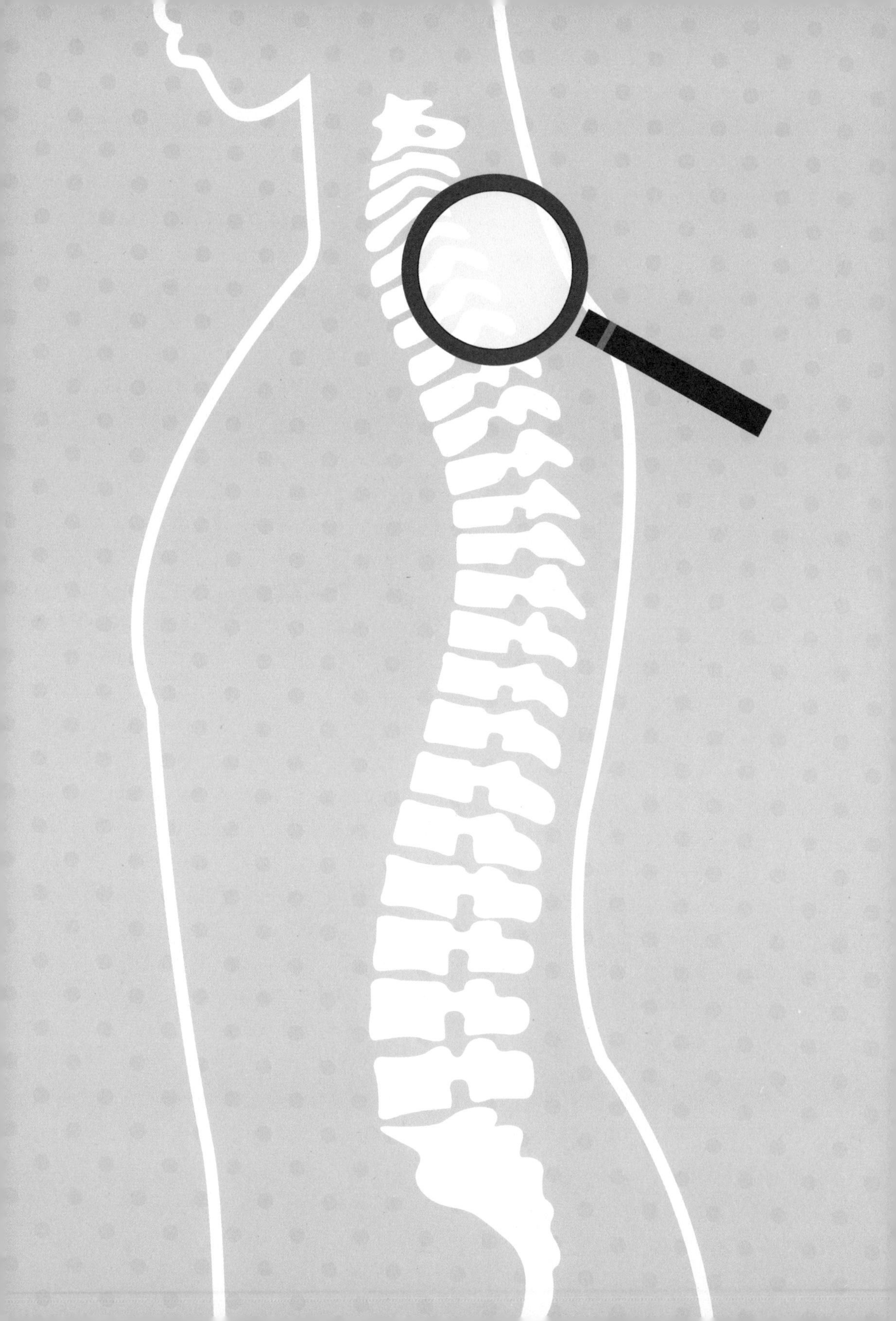

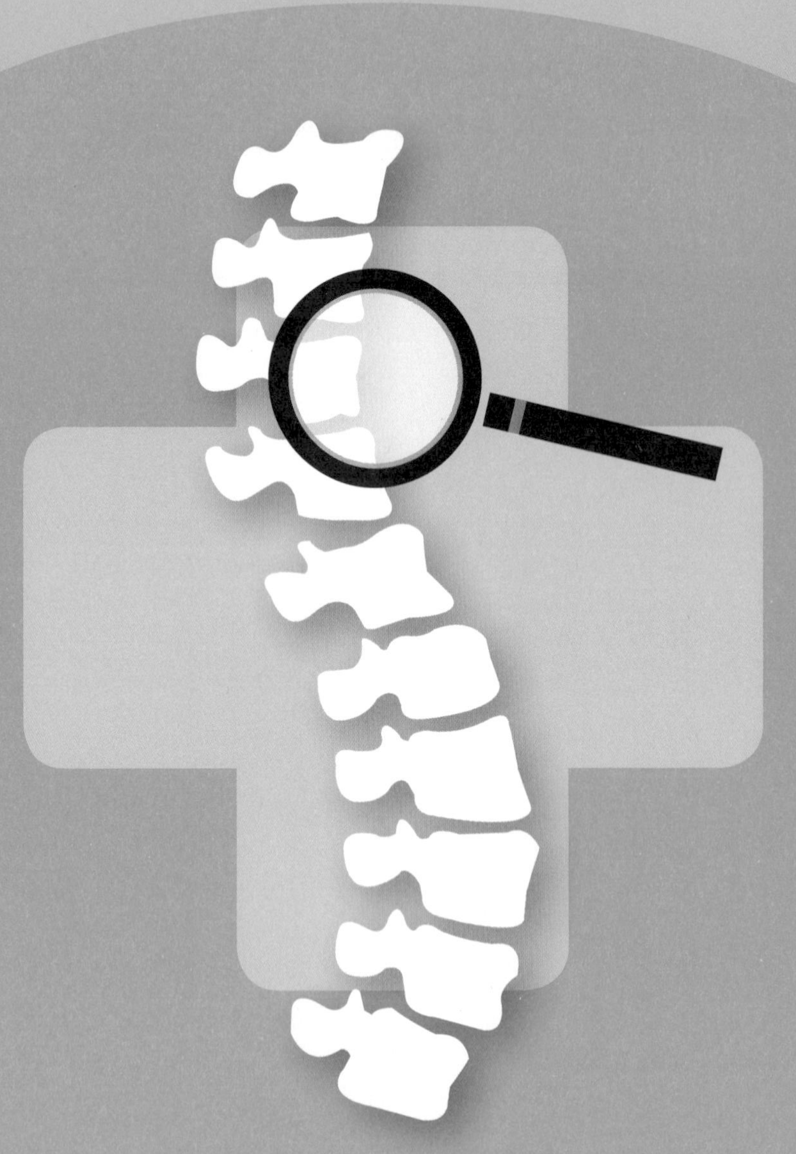

Cervical vertebra

頸椎症候群基本常識
認識頸椎症候群

頸椎的形態結構及特點

林小姐是出版社的編輯，才入行不到三年，但長時間看稿子的動作，卻讓她的頸椎出現僵硬、疼痛的現象。近幾個月，她疼痛的時間變得很長，不管吃什麼止痛藥或是去推拿、按摩都沒有用，她很擔心她的頸椎是不是出了什麼問題。

要知道是不是頸椎出了問題，自然得先了解我們的頸椎。

要清楚頸椎的結構，還有它擔負的責任，也就是它的功能，了解了以後，或許林小姐就能夠清楚的知道她的疼痛是不是真的由頸椎所造成的。

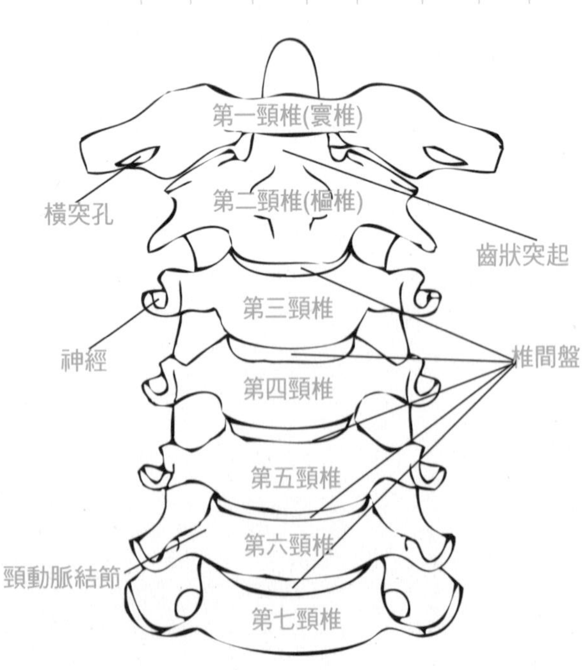

頸椎的生理結構

頸椎，指頸椎骨，英文名為：cervical vertebra（e） or cervical spine。頸椎位於頭部以下、胸椎以上的部位。

頸椎是由七塊頸椎骨所組成，除了第一、第二頸椎之外，其他頸椎之間都夾有一個椎間盤，加上第七頸椎和第一胸椎之間的椎間盤，頸椎共有六個椎間盤。每個頸椎都由橢圓形柱狀體的椎體和椎弓兩部分組成，椎弓與椎體相連，二者共同形成椎孔。所有相連的椎孔構成了椎管，脊髓就容納於當中。頸椎是脊柱椎骨中體積最小，其彈性卻是最大、活動頻率最高、負重較大的節段。

第一節頸椎（C1）的特點

第一頸椎稱為寰椎（Atlas），它由前後弓和側塊組成，沒有椎體和棘突。前弓較短，前面中間部位有前結節，是頸部兩側頸長肌的附著處；其後（內）面中部的關節面與第二頸椎的齒狀突構成寰齒關節。

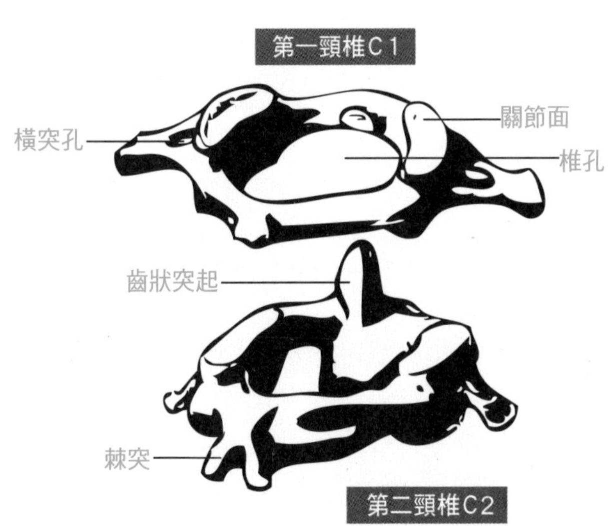

後弓較長，其後方有一向上、後方突起之結節而無棘突，為兩側頭小直肌之附著處。後弓上面兩邊近側塊部位各有一溝，稱為椎動脈溝；椎動脈通過橫突孔，再繞過側塊跨過此溝後，再穿通環枕後膜，經枕骨大孔而進入顱腔內。

側塊上方有橢圓形凹陷的關節面，與枕骨髁構成寰枕關節；側塊下方有較平坦的關節面，可與第二頸椎的上關節面構成寰樞關節。側塊的外方的橫突，能作為寰椎旋轉運動的支點，比其他頸椎的橫突既長且大。

第二頸椎（C_2）的特點

第二頸椎又稱樞椎（Axis）。與一般頸椎相似，但其椎體上方有稱為齒突的齒狀隆突，其可視為寰椎的椎體。齒突根部後方，有一細小的寰橫韌帶，前面則有一關節面可與寰椎前弓構成寰齒關節。上關節面位於椎體和椎根連結處上方粗大且稍凸出的骨塊上，朝向上、後、稍外方與寰椎的下關節面構成寰樞關節；第二頸脊神經則位於該關節的後方，與下位頸脊神經和椎間關節的位置關係不同。樞椎的椎板較厚，其棘突較其下位者長而粗大，而橫突較小，方向朝下，在X光照片上看到上部頸椎中，有最大棘突者即為第二頸椎。

第七頸椎的特點

第七頸椎除了伸向後方的棘突很長之外，其餘的結構同普通頸椎。因其棘突較長，且末端不分叉而呈結節狀，並隆突於皮下，而被稱為隆椎，它隨著頸部的轉動而轉動，是臨床上作為辨認椎骨序數之標誌。當人們低頭時看到和摸到頸部最高突起的部位，那裡就是第七頸椎，此為其生理特點。

頸椎間盤的特點

第一頸椎與第二頸椎之間無椎間盤，是為寰樞關節。而第二頸椎至第一胸椎間則有六個椎間盤。每個椎間盤由纖維環、髓核和椎體的透明軟骨板所組成，纖維環前厚後薄，其上下纖維由軟骨細胞與軟骨板相連，組成一個封閉的球狀體。不論外力從上下來，還是從左右來，它的體積均不變，壓力可平均地分配到各個方面。

第七頸椎

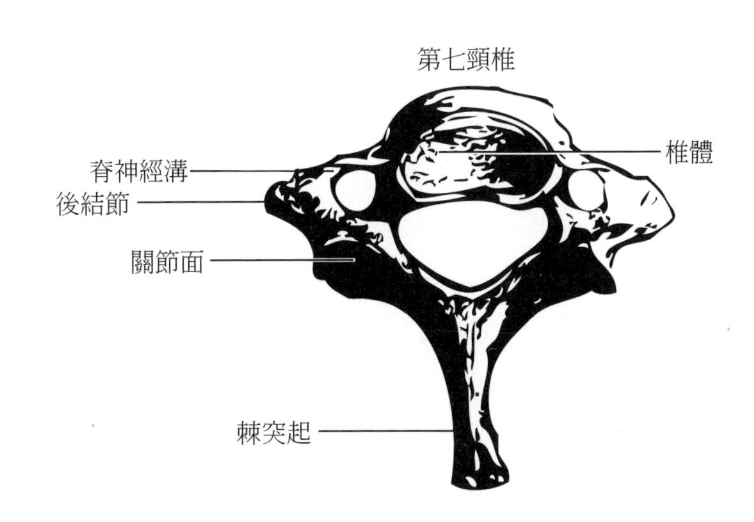

頸椎活動範圍

頸椎為了適應視覺、聽覺、嗅覺等刺激反應，需要有較大且敏銳度高的可動性。因此，頸椎的活動範圍遠比胸椎和腰椎大上許多，如前屈後伸、左右側屈、旋轉以及上述運動綜合形成的環轉運動。

在醫學上，一般用量角器進行關節活動範圍的測定，此範圍稱為關節活動度。測量時頸部自然伸直，下頷內收。一般情況下，頸椎的前屈、後伸（俗稱低頭、仰頭）分別為45°頸椎的前屈、後伸運動，此為上下椎體的椎間關節前後滑動的結果。

頸椎的屈伸活動主要由第二至第七頸椎完成，大幅度前屈活動受後縱韌帶、黃韌帶、項韌帶和頸後肌群限制；大幅度的後伸活動則受前縱韌帶和頸前肌群的約束。左右側屈各為45°主要由中段頸椎完成，依靠對側的關節囊及韌帶限制過度側屈。左右旋轉各為75°，主要由寰樞關節來完成。環轉運動則是上述活動的連貫作用來完成。點頭動作發生在寰枕關節；搖頭動作發生在寰樞關節。

頸椎的活動度不同個體差異大，與年齡、職業、鍛鍊情況相關。通常隨年齡增長，頸部活動亦漸受限制。

頸椎生理曲度的基本常識

小強今年就讀大學三年級，平時常跟鄉下的爺爺用電話聊天。最近爺爺難過的告訴他，醫生說自己的頸椎生理曲度變直，還得了頸椎症候群。小強很擔心，找了一些關於頸椎生理曲度的研究論文，準備週末回鄉下去向爺爺說明。

雖然當我們挺直身體時，從側面看脊椎似乎是直的，但是從X光照片上來看，人體內的脊椎椎骨實際上是呈現向前凸起的弧度，在醫學上稱這個弧度為「生理曲度」。「頸椎生理曲度」又稱為「頸曲」（cervical lordosis），就是沿著每節頸椎椎體後緣連續的弧形曲線，主要是由於第四、五節頸椎的椎間盤前厚後薄，使得頸椎產生向前凸出的弧度，頸椎生理曲度的正常範圍大約在20至40度的範圍內。

經由X光可測量出頸椎生理曲度。首先，從第一頸椎的齒狀突後上緣為起點，往下連接每一個椎體的後緣部位成一弧線。其次，自齒狀突後上緣至第七頸椎後下緣連成一條直線。頸椎生理曲度數值就是弧線最高點到直線的最大距離。一般來說，頸椎生理曲度數值正常範圍為12±5mm，曲度數值若大於17mm，為曲度過大；若是小於7mm，則稱為頸部曲度變直。

頸椎生理曲線具有增加頸椎彈性、減輕經椎骨周圍肌肉負擔的生理功能，當人體受到重力震盪時，頸椎生理曲線可以達到緩衝的效果，防止大腦以及脊椎受到損傷。同時，頸椎生理曲度與頸部脊椎、神經系統與血管等組織的運作息息相關，當發生頸椎生理曲度變直，就會使身體產生各種病變。

造成頸椎生理曲度變直的原因有：

*頸肩肌筋膜炎

亦稱頸肩肌纖維組織炎或肌肉風濕症，通常是指肩頸部位的軟組織包含韌帶、筋膜、肌肉、肌腱等部位，發生急性或是慢性無菌發炎，而造成的肩頸及背部疼痛、痠麻、僵硬及無力等症狀。

*急性頸部扭傷

頸椎扭傷又名頸部拉傷（neck strain），是一種常見的自限性頸部疾病，由於肌肉痙攣、疼痛，造成肌肉牽拉骨骼時，容易導致頸部生理曲度變直。

＊僵直性脊椎炎

僵直性脊椎炎晚期可能發生頸椎部位的僵直。

＊神經根型頸椎病

神經根型頸椎病急性發作期間，患部的小關節呈現急性發炎，導致關節骨膜以及關節囊腫脹，刺激到周圍的神經根，造成患者頸肩部肌肉緊張，發生頸椎生理曲度變直的現象。

＊其他頸椎病變

發生於頸椎部位的結核、腫瘤及化膿性感染，可能會引起頸部疼痛、肌肉痙攣，而使得頸椎活動受限造成生理曲度變直。

頸椎生理曲度的改變與頸椎症候群有什麼關係

在臨床上發現，初次發作的頸椎症候群的患者，在確診時往往發現有頸椎生理曲度的改變，例如頸椎的生理曲度變直或是頸椎的生理曲度反張。

長期違反頸椎生理曲度向前凸的不良動作與姿勢，會使頸椎產生結構上的變化，當患者出現頸部的痠脹等不舒服的感覺時，表示頸椎生理曲度已經開始改變，如果不妥善處置，頸椎便會逐漸發生退化性病變，椎間盤髓核脫水就是退化性病變的一項症狀。脫水後的椎間盤會失去正常的彈性與張力，因此造成頸椎生理曲度的變直或反張彎曲。

所以，對於早期確診頸椎症候群來說，頸椎的生理曲度改變是一項重要的確診因素，而且頸部症狀越明顯的患者或是年齡越大的患者，頸椎生理曲度的變化就越大。

什麼是頸椎症候群？

許小姐是一名打字員，常常對著電腦打字一整天，脖子常感到不適。她聽說同事因為脖子痠痛去檢查，發現是得了頸椎症候群，讓她也開始擔心自己會得到頸椎症候群。她向同事詢問究竟什麼是頸椎症候群，同事將手上的幾本健康書籍借給她研究。

頸椎症候群（cervical spondylosis）是指韌帶、椎間盤、關節突關節、鉤椎關節等與頸椎相關的生理結構，因為退化或是發生病變，造成頸椎周圍的神經根、脊髓、交感神經、脊椎、前動脈、椎動脈等神經血管受到損害，產生相對應的症臨床表現。

以往頸椎症候群多見於40至60歲患者，但是近年來有年輕化的趨勢，主要由於頸椎長期勞損、骨質增生，或椎間盤脫出、韌帶增厚，致使頸椎脊髓、神經根或椎動脈受壓，出現一系列功能障礙的臨床症候群。頸椎症候群的臨床表現多樣，而且嚴重影響患者的日常生活，還會因為生理結構病變產生一連串繼發症狀，這些症狀統稱為「頸椎症候群」。換言之，頸椎症候群是頸椎病引發的多種病症合併在一起的症候群。

當心頸椎症候群的警訊

楊先生擔任教職30年了，最近因為兼任行政工作，因此常常加班。前陣子他感覺到脖子僵硬、痠痛，時常注意養生資訊的同事提醒他，要注意自己是否患了頸椎症候群。楊先生趕緊到醫院檢查，醫生告訴他的確有頸椎症候群的症狀，並且提醒他，頸椎症候群會出現的一些警訊。

頸部位於頭部、軀幹的聯結點，頸部除了有食道、氣管及甲狀腺等重要組織之外，還有重要的神經、血管通過，因此，頸部結構的健康非常重要。頸椎症候群是常見的頸椎疾病，當產生病變時，除了出現痠、痛、脹、麻等情形，還有一些症狀都是頸椎症候群發作前的警訊。

*肩頸痠痛

當頸椎生理曲度變直或是反張時，頸椎骨周邊的肌肉、肌腱以及韌帶等軟組織受力負荷增加，導致新陳代謝產生的乳酸堆積在頸部，造成痠痛。

＊時常發生落枕

「落枕」是指頸部肌肉急性攣縮所引起的疼痛的統稱（stiff neck, sprained neck）。造成的原因，大致可分為單純的頸部肌肉損傷與頸椎小關節錯位兩種，如果是單純的頸部肌肉損傷，約2至3天即可復原。

落枕的情形如反覆發生，有可能是肩、頸、背部的肌肉，長期處於僵硬狀態。這也是頸椎結構改變，可能會衍生出其他頸椎症候群的訊號。

＊頸部肌肉僵硬

一般來說，頸椎症候群男性患者大多出現「頸部症狀」或是「神經根症狀」，其中包括了頸部肌肉僵硬的現象，尤其在早晨剛起床、過度勞累、長時間姿勢不良以及氣候寒冷時症狀會加劇。有些患者會時常轉動脖子，發出響聲，才能舒緩頸部肌肉僵硬造成的不適。而女性的頸椎症候群症多半是屬於「交感神經症狀」或是「椎動脈症狀」，發病初期也會覺得脖子緊繃、僵硬，而且睡眠時常感到枕頭不適，常要更換不同的枕頭才能入眠。根據臨床統計，有70％以上患有頑固失眠、神經衰弱的患者，其實是因為頸椎症候群造成的。

*手麻

頸部肌肉緊繃的症狀如果沒有緩解，就會造成頸椎結構發生改變，例如椎管狹窄、骨質增生等，或是因頸椎退化而導致頸間盤突出或骨刺，一旦壓迫到頸部韌帶、脊椎或脊神經根，就會發生神經傳導障礙，引起手麻、四肢麻木等症狀。

初期痠、痛、麻的感覺會侷限在頸部，並且可能會同時出現，隨著病情加重，痠、痛、麻的強度也會逐漸增強，範圍會從頸部擴大到上背部、手臂，一直蔓延到手指頭末端。

*頭痛

根據臨床統計，疼痛門診中約有兩成以上的人屬於「頸因性頭痛」，平均發作年齡是42歲左右，而且女性患者人數約為男性的四倍，發生的原因多半是頸椎長期姿勢不良，或是頸部有外傷的病史。

頸因性頭痛的疼痛部位常向上擴及至前額、眼窩，向下則延伸至肩、頸、上臂，還會導致畏光、吞嚥困難、噁心等症狀，目前醫學研究推測，可能是因為頸椎、頭部及五官內的神經很靠近，造成彼此相互影響。

＊眩暈

為椎動脈型頸椎病患者的常見症狀之一，患者常因為伸展或旋轉頸部時趕到眩暈，部分患者還會因為眩暈而下肢發軟、跌倒。除此之外，患者也可能會感到胸悶、心悸，對外界的刺激反應敏感，甚至出現失眠等交感神經失調的情況，以上可能是因為椎動脈壓迫所造成。

頸椎症候群有哪些變異型的表現？

蕭先生前年得了脊椎病，最近常聽說頸椎症候群會有變異性的病變，而且嚴重時還會造成死亡，因此令他很擔心，一天到晚心神不寧。在太太的勸說之下，蕭先生到醫院做了檢查，並且向醫師詢問關於頸椎症候群變異的資訊。

現代醫學上將頸椎症候群分為五大種類型——神經根型、脊髓型、椎動脈型、交感神經型、混合型，除此之外頸椎症候群還有一些變異型病症，這些變異型的頸椎症候群時常導致誤診及誤治，因此有需要加以鑑別。頸椎症候群的變異型表現如下：

＊頸源性吞嚥困難

頸源性吞嚥困難，是因為下部頸椎椎體骨質增生速度過快，導致骨贅變得過大，壓迫緊貼前方的食道，使食道變窄以及發生水腫與發炎之現象。患者的咽喉部會發癢有異物感，並且造成吞嚥困難，特別是當患者向左側轉頭時症狀更為明顯，有時還會伴隨噁心、嘔吐等症狀，因此在臨床上極易誤診為食道疾病。

＊頸源性胃炎

罹患頸椎症候群時，因頸交感神經受到刺激、損傷會導致機能亢進，經由大腦皮層和丘腦反射，引起胃腸交感神經機能興奮，造成幽門括約肌收縮無力，而使膽汁逆流損傷胃壁，使胃部急性發炎並逐漸發展為慢性萎縮性胃炎。

＊頸源性高血壓

頸部交感神經會因為受到刺激或損傷，而出現功能紊亂的症狀，這會造成頸椎和腦動脈供血失常，進而產生血壓異常的現象。通常患者會感到頭痛、頭暈以及出現血壓升高的情形，因此常被誤診為高血壓。

＊頸源性心絞痛

因頸椎症候群造成的頸椎神經根損害，會使支配橫膈及心膜的功能發生障礙，同時也會刺激心臟的交感神經，而出現心前區疼痛的症狀，而常被誤診為心臟病型心絞痛。當發生頸源性心絞痛時，會出現若患者的頭部處於某特定位置，有時會加重疼痛症狀，但是當患者改變頭部位置時，症狀則得到緩解。

＊頸源性乳房疼痛

頸源性乳房疼痛多發生於中、老年女性頸椎症候群患者，其原因為增生骨壓迫到第6、7頸椎的神經根所致，通常多發生在單側。初期會感到一側乳房或胸大肌有間斷性刺痛，乳房胸大肌的部位也有壓痛感，同時，肩、頸、臂部、頭枕部會發生疼痛，且患者頸部的活動受限。當頸源性乳房疼痛發生在右側時，容易被誤診為胸膜炎；而發生在左側時，則容易被誤診為心絞痛，因此需經由胸部X光及心電圖檢查鑑別。

＊頸源性腦血管疾病

由於椎基底動脈長期受到壓迫，形成循環不良，造成腦部供血不足，引發暈眩、四肢麻木、走路不穩等現象，更嚴重的話還會腦血栓、腦梗塞、中風、癱瘓等，根據臨床統計，約有90％的中風患者有頸椎症候群的症狀。

＊脊髓型頸椎病

神經根症狀在臨床上的表現，為頸病疼痛牽連至肩膀、手臂、手肘、手腕以及手指的現象，造成頸部神經根症狀是因為頸椎關節發生病變，造成椎間盤突出、椎管狹窄症以及假性神經根症等。

另一種頸部關節病變在初期只會出現腰部及腿部疼痛，在臨床上容易被誤診為腰腿部的疾病，一旦病情惡化，則會造成脊髓壓迫、手腳無力，此種症狀稱為脊髓型頸椎病（Cervical Spondylotic Myelopathy，CSM），可以經由頸部的磁振造影檢查鑑別。

*記憶力嚴重下降

由於頸椎骨性狹窄及環樞關節改變所造成的椎動脈型頸椎病，很容易因為通過頸部的血流量過少，造成腦部供血不足，使患者出現頭暈、健忘等症狀，臨床上常被誤診為老年癡呆症。

*視力障礙

臨床上有少數頸椎症候群患者出現眼部的表現，例如雙眼脹痛、流淚、畏光、視力減弱、間歇性視力模糊等現象，主要是因為頸椎症候群造

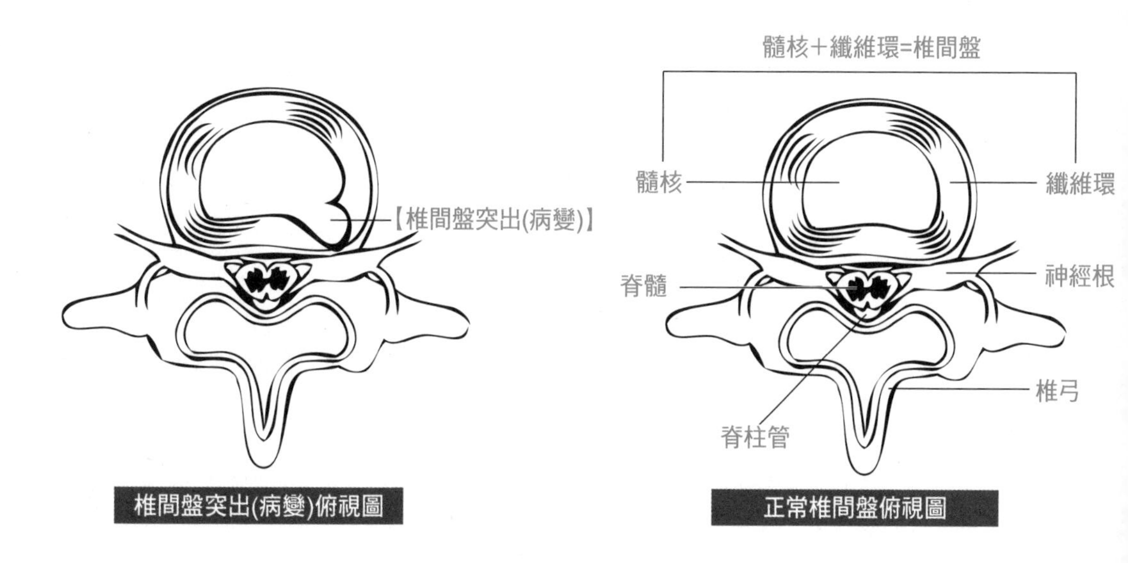

椎間盤突出(病變)俯視圖
正常椎間盤俯視圖

成自律神經功能受損，或是大腦視覺中樞缺血，導致視覺障礙。常會誤診為眼科疾病，嚴重者會出現視野縮小，甚至造成失明。

除了以上的併發症之外，頸椎症候群有時會伴隨頻尿、尿急或是失禁、排便障礙等症狀，此外，還有些患者會併發牙痛、語言障礙、聽力障礙。

如果出現以上所提到的症狀，治療過後沒有改善，應該要儘快至醫院進行更加詳細的身體檢查，結合X光、CT、MRI等影像檢查，以免延誤治療的時間。

早上起床時雙手發麻是頸椎症候群的症狀嗎？

小劉今年32歲，擔任程式開發的工作，近兩、三個月來經常在早晨起床時感到雙手麻木，經過稍微活動之後症狀就消失了。他聽說有許多疾病都會出現手發麻的症狀，於是到醫院進行檢查，結果核磁共振檢查的結果，是他患了頸椎症候群。

有些人在早晨起床時常感到雙手發麻，而這可能是某些疾病的訊號，有哪些疾病會出現手部發麻的症狀呢？

*神經根型頸椎病

頸椎症候群導致的手麻症狀有四肢麻木、手指麻脹、刺痛感、灼痛、觸電感以及握力降低的現象。此外，患者的上肢、肩頸及頭部也常會出現疼痛。

麻木的部位與疼痛的部位往往相同，但是大多出現於前臂與手指，因為麻木造成感覺逐漸減退；有些部位還會因為病變刺激，造成皮膚感覺異常。

＊腕隧道症候群

腕隧道症候群又稱腕管症候群、腕道症候群（Carpal tunnel syndrome）。主要是因為腕部外傷、骨折、脫位、扭傷或腕部勞損等原因，造成腕部組織病變，使穿過手腕處的骨骼及韌帶之間過於狹窄，壓迫到隧道中的正中神經所致。腕隧道症候群的症狀會在食指、中指及大拇指等部位，產生麻脹、刺痛、發涼、手指活動不靈敏、無力以及釘針似的燒灼感和疼痛感，有時則五指都會出現這些症狀。通常好發於職業性質屬於需要搬運、托舉、扭捏等大量使用手腕部位的工作者身上。

＊其他

心、腎臟疾病通常會引起手指發脹、臉部及腿部水腫；類風溼性關節炎則會伴隨關節腫痛的症狀；如果合併有臉部、手指皮膚發硬的現象，則有可能是硬皮病。手指麻脹也是中風的症狀之一，但通常還會伴隨肩膀、手臂和其他部位的麻木。此外，如糖尿病、短暫性腦缺血、末梢神經炎、慢性酒精中毒等都會出現手指發麻的症狀。

滑鼠手與頸椎症候群有何區別？

小蔡擔任行政工作，平時負責整理客戶資料，以及為公司更新網頁資料。因為長期使用電腦，使他常常感到腰痠背痛和手麻。他聽說常使用電腦的人容易得到頸椎症候群，於是趕緊去醫院檢查，醫生說他得的是滑鼠手。

腕隧道症候群俗稱「滑鼠手」，以往多見於需要重複性腕部活動的職業，例如電腦使用者、裝配員、廚師、音樂家、教師、編輯、記者、建築設計師等手部需要重複施力的工作人員。

因電腦的普及，許多人因長時間使用電腦鍵盤與滑鼠，造成長期密集、反覆使用手腕關節，而出現類似腕隧道症候群及腱鞘炎的症狀，由於這種症狀是因為使用鍵盤與滑鼠過度的結果，因此有了「滑鼠手」的名稱。

醫學研究顯示，使用滑鼠通常比使用鍵盤，來得更容易造成手部傷害，因為使用滑鼠時，會改變手腕角度，而長時間機械地只活動一、兩根手指，便會造成手腕韌帶拉傷。

滑鼠手為常見的周邊神經壓迫病變之一，其原因為經由腕隧道進入手掌的正中神經及血管，長時間受到腕橫韌帶壓迫所致，主要症狀為食指和中指僵硬、麻木、疼痛與拇指肌肉無力等。

造成腕隧道壓力的原因，包括手腕的角度改變或是手部重複抓握的動作。臨床統計發現，這種腕隧道症候群最常發生在40至50歲左右的女性，約為男性的三倍，這是因為女性手腕隧道通常比男性小，腕部正中神經更加容易受到壓迫。除此之外，懷孕婦女、糖尿病、風濕性關節炎、高血壓、甲狀腺功能失調等患者，也可能併發滑鼠手，也就是腕隧道症候群。

滑鼠手的臨床表現有手部麻木、刺痛，握力及手部各部位協調能力降低，尤其在夜間疼痛會加劇。也有些患者會伴隨腕關節腫脹、無力，甚至延伸到前臂造成手肘僵直、痠痛，或是上背、肩頸部疼痛。

由於頸椎症候群的臨床症狀與滑鼠手類似，尤其是神經根型頸椎病，因此經常被誤診為滑鼠手，有些患者經過腕部開刀後未見好轉，後來才發現是頸椎的問題。此時可進行神經電生理檢測，這可以與各種原因所致的腕上正中神經慢性損害相互鑑別。

眼睛疲勞是頸椎症候群的信號嗎？

現代人長時間使用電腦，造成肩頸痠痛，很容易就會聯想到頸椎是否發生問題，但是，有一些非典型症狀，卻時常被人們忽略，導致誤診或是延誤就醫。

例如因為工作關係，時常面對電腦，甚至要加班到深夜，造成眼睛疲勞、乾澀，滴眼藥水之後也不見改善，到眼科就診後，才發現除了用眼過度之外，還有頸椎問題造成眼部供血不足。

也有臨床實驗結果證實，長時間使用眼睛造成的疲勞，會導致神經對於肩頸部位的控制失調，使肩頸肌肉張力增高，如果無法緩解，這些部位就會出現慢性疼痛的症狀。

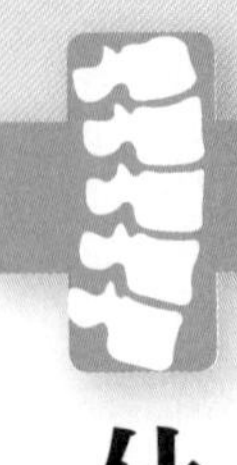

什麼職業更應注意頸椎症候群？

美玉就讀於護專，她的阿姨最近得了頸椎症候群，她特別找了一些關於頸椎症候群的書籍研究，準備好好幫阿姨補充一些頸椎症候群的常識。在閱讀過後，她發現有某些職業特別容易得到頸椎症候群，這又是為什麼呢？

經常維持不良姿勢，容易造成頸椎組織退化性病變，某些頸椎必須長時間維持固定姿勢的工作，除了使頸椎間盤內受到的壓力容易增加之外，頸部肌肉長期處於不平衡的受力狀態，就容易造成頸後部肌肉和韌帶因牽拉而損傷，持續重複的動作也會使頸椎活動量過大，椎體前緣反覆磨損、增生，再加上肩頸部過度側屈、扭轉等不良姿勢，更容易致使頸椎退化或頸部軟組織慢性疲勞，造成頸椎症候群發生。

那麼，工作性質屬於容易引起頸椎症候群的危險族群有哪些呢？

*需要長時間維持固定姿勢者

工作上大量依賴電腦的族群，例如電腦繪圖、資訊工程師、文字工作者、學生等；還有必須長期注視螢幕的影片剪輯、保全監視人員等；此外，還有長期以固定姿勢工作的司機、廚師、飛行員、櫃台收銀員、生產線作業員、表演藝術者、美容師、廣告設計、成衣業、珠寶鐘錶業、實驗室顯微鏡使用者等。

*肩頸部時常負重或是受力者

清潔人員、搬運工人、送貨員、倉管物流人員、建築工人等時常需要單肩或雙肩負重的族群，還有柔道、拳擊、跆拳道、橄欖球員、游泳選手等頸部經常受力的運動員。

*長時間使用單邊手部

牙醫、小提琴家、電話客服人員等，以及教師、美髮師、汽車修護工、大廈玻璃清洗工等經常高舉手臂過頭的族群。

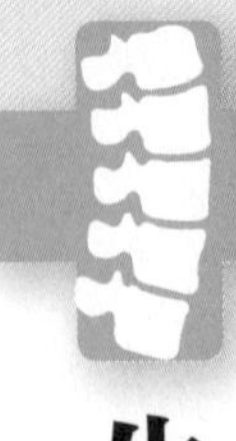

生活中的哪些意外會造成頸椎症候群？

郝老師任職於國中，平時有運動的習慣，每週都會與朋友踢足球。最近一次踢足球時，頭部發生了意外碰撞，幾天過後出現脖子疼痛的現象，到醫院檢查後，結果是頸椎出了問題。

生活中總充滿了很多不同型態的意外，有些意外只會造成輕微的傷害，像是擦傷或是挫傷，有些則會造成較嚴重的後果，例如骨折，甚至斷裂，但有些意外，可能發生的當下並沒有特別的感覺，等過了一段時間才會出現，這樣的意外也是我們必須小心的。

＊意外事故

交通意外事故除了可能造成外傷之外，突然剎車還會導致頸椎損傷，例如揮（甩）鞭症候群（whiplash injuries）。主要是因為搭乘搭乘交通工具時如果遇到緊急狀況，高速行駛中的車子突然剎車或是發生撞擊，頭頸部就會因為受力而突然用力往一個方向移動之後，再迅速反彈回另一個方向，這樣強大的拉力與撞擊，會導致上下兩節頸椎骨的椎間盤瞬間往前後移位，使頸椎的韌帶與肌肉受到過度拉扯而受傷，甚至會引起骨折、關節錯位、椎間盤突出等急性損傷。

除此之外，因為意外而受傷的部位，如果有發炎的現象，還可能會因為頸椎活動改變而導致脊椎關節軟骨的受力不均，引發退化性關節炎。

*工作與生活中的意外

容易得到頸椎症候群的職業族群，因為長期不當使用頸椎，例如姿勢不良、過度勞累等因素，會使頸椎周邊肌肉、韌帶等軟組織衰退，造成頸椎椎間盤承受過大壓力，逐漸造成頸椎的退化性椎間盤突出。而工作中的意外，如搬運貨品、從高處跌落以及其他在工作場所由於外力造成的意外，則容易導致急性椎間盤突出。

除此之外，有些父母體罰孩子時，會用手掌打孩子，導致孩子因為躲避或是因為受到掌擊而造成頸部受傷，或是頸部突然過度前屈、後伸及側彎。

還有，咽喉疾病的發炎症狀可以經由淋巴系統擴散致頸部，導致頸痛、頸肌痙攣，使頸椎失去穩定性，加速頸部病變。

＊運動性損傷

雖然運動對於身體健康有重要的意義，但是如果運動的方式超出頸部可以承受的範圍，就很容易造成頸椎症候群，例如長期舉重或是超出頸椎能夠負荷的重量訓練。

還有一些具有危險性的運動，例如登山、攀岩、滑雪等，如果沒有妥善的安全措施以及正確的運動觀念，一旦發生意外就很容易帶來嚴重的頸椎及身體其他部位損傷。

＊不恰當的推拿與牽引

適當的按摩與復健治療可以使肌肉與筋膜放鬆，達到緩解疼痛的效果。但是，過度的按摩與推拿則會加重軟組織的受傷程度，使發炎的症狀更加嚴重，尤其是脊髓型頸椎病患者，在急性發作期絕對不可以進行按摩或推拿，否則會造成更嚴重的脊髓功能障礙，甚至導致癱瘓。

此外，不恰當的牽引，除了會使原有的病情加重之外，還會引起眩暈、嘔吐，甚至引發休克、癱瘓。

為什麼會患頸椎症候群？

小馮今年32歲，在銀行上班，由於銀行工作緊張又忙碌，時常讓他覺得腰痠背痛。最近痠痛的情形更加嚴重，檢查後，醫生告訴他是頸椎出了問題，小馮覺得很奇怪，前陣子他的鄰居張伯伯告訴老人容易得頸椎症候群，為什麼自己年紀輕輕就得到頸椎症候群呢？難道是身體提前老化了嗎？

頸椎症候群可以說是現代人常見的疾病之一，不同的族群有不同的發病原因，其症狀也與受損部位有關。根據工作性質、頸椎損傷部位、先天條件、後天的環境與習慣等等，頸椎症候群發生的原因可以分為以下幾種類型：

*姿勢不良

不良的姿勢是造成頸椎症候群的最大因素之一，日常生活中不管是行走、站立、坐姿、躺臥，如果長期姿勢不良，包括頸椎過度活動、長時間維持同一姿勢、駝背、彎腰、睡姿不良、單邊著力等，都是頸椎症候群的潛在發病因素。

當我們用不正確的姿勢活動時，身體為了能夠達到平衡，因此肌肉群會加強施力，使身體回到平衡的位置，長期下來除了造成肌肉損傷、體態改變之外，還會造成骨頭磨損及增生、關節軟骨損耗、椎間盤突出，甚至影響到體內組織、器官的功能。

＊年齡

頸椎症候群實際上屬於老年性疾病，年齡越大，罹患頸椎症候群的可能性就越高。隨著年紀增長，頸椎也會因為長期使用、磨損而產生生理上的自然老化也就是「退行性變化」。

根據統計，以往頸椎症候群患者多出現在40至60歲的中老年人身上，60歲以上有50％的發病率，而70歲則幾乎大多患有頸椎症候群，近年來則有年齡層下降的趨勢。

＊職業

臨床上發現，因為工作需要，長時間低頭伏案的上班族，包括文字工作者、會計、平面設計師、裁縫師等，都是頸椎症候群的好發族群。此外，也有統計數字顯示，頸椎症候群患者中，司機佔的比例最高。這都是因為頭頸部長期使用單一姿勢，造成肌肉疲勞、受損。

＊先天異常因素

有些頸椎症候群是基因所造成，例如先天性的脊椎異常例如隱形椎裂、頸部椎關節粘連、棘突分割不全、橫突肥大、先天性頸椎椎管狹窄等。由於天生頸椎結構異變，因此造成功能不全，頸部的受力不均，導致退化速度加快，因而發生頸椎症候群。

＊急性外傷

當頸椎受到例如車禍、運動傷害、外力撞擊、打架、突然變換姿勢等劇烈活動或是外力損傷時，很容易就會造成頸椎的生理結構損傷，尤其當頸部的椎間盤原本就存在退化性病變，像是頸椎骨質增生、頸椎間盤突出、椎管內軟組織病變時，就更加容易造成肌肉扭挫傷、揮鞭症候群，或是更加嚴重關節脫位以及頸椎骨折等症狀。

據統計，有一半以上的頸椎症候群與外傷有關，原本處於狹窄臨界狀態的頸椎管常會因為外傷誘發而出現頸椎症候群的症狀。

＊不良生活習慣

不良生活習慣包括不正確的姿勢以及不規律的生活作息。

對於頸椎有害的姿勢如長時間仰頭、低頭、躺在床上看電視、看書，枕頭過高、趴睡、車上打瞌睡、錯誤的坐姿、駝背、以肩頸夾電話、單側背背包、單手提重物等，會使某一器官或是身體組織的肌肉發生病變——即為醫學上所稱的「器質性」病變。

而長時間上網、使用電腦、滑手機、看電視等會造成重複性施緊傷害（Repetitive Strain Injury，RSI）；日夜顛倒的作息則會導致內分泌紊亂、自律神經失調、睡眠障礙等，造成頸部負擔的衣服及裝飾品，也會對頸椎造成傷害。

*其他疾病

容易併發頸椎症候群的疾病大多集中於頭部，主要有咽喉炎、中耳炎、牙周炎、齲齒等。因為患部的慢性發炎症狀，造成細菌或病毒侵害，刺激頸部的軟組織，或是透過淋巴系統，影響椎骨關節囊發炎、韌帶充血鬆弛或是骨質脫鈣等組織的病變。

除此之外，其他的疾病如小兒麻痺、骨髓炎、腫瘤、重症肌無力等疾病，也會對頸椎產生影響，造成頸部相關組織經常性發炎等症狀。

還有，蛋白質攝取不足造成的內分泌失調與營養不良，也會影響到脊柱的功能。

頸椎管狹窄者會得頸椎症候群嗎？

頸椎管是頸部椎體後部一個通連上下的骨性管道，其內部可容納脊髓、神經等組織，當管徑變小或小於正常人的平均值時，就稱為頸椎管狹窄。臨床醫學上常以椎管的前後徑之間的比值小於75%或椎管前後徑小於1毫米時，即可視為椎管狹窄，而當出現下肢麻木無力的臨床症狀時，則稱為頸椎管狹窄症或是脊髓型頸椎症候群。

常見的椎管狹窄發生原因有兩種，一種是先天不良引起的發育性椎管狹窄，一旦遇到頸部外傷或是退化性病變，很容易就會出現脊髓型頸椎病的表現。

另外一種椎管狹窄是後天因素所致，大多因為中年以後頸部各組織的退化性病變，造成骨質增生，形成骨刺、黃韌帶肥厚、後縱韌帶骨化、椎體滑脱等症狀。

因此，頸椎狹窄與頸椎症候群的發生有密切的關係，但是發生頸椎狹窄並不表示會有頸椎症候群的發生。頸椎狹窄症的病情發展緩慢，因此，一旦出現頸椎狹窄的症狀，應該儘速就醫治療，預防頸椎症候群的發生。

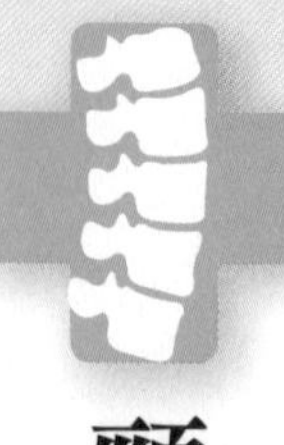

頸椎症候群的臨床分型

紀老師任職於升學補習班，平時除了講課，還要批改學生的作業及考卷，常常忙到深夜。前陣子因為感到脖子不舒服，認為自己可能是頸椎症候群，就學了幾個自我治療的方法在家自己進行，一段時間之後，症狀不但沒有改善，反而更加嚴重。到醫院去檢查時，醫生說他患了神經根型頸椎病，是不能隨便自行治療的。紀老師這時才恍然大悟，原來頸椎症候群還有分成不同的類型。

一般臨床上把頸椎症候群造成的症狀分成五種類型，包括神經根型、脊髓型、椎動脈型、交感型、頸型頸椎病。

神經根型頸椎病

神經根型頸椎病是頸椎症候群中常見的類型之一，主要是因為頸椎椎間盤退化造成的病變導致神經根受到壓迫，引起神經根所支配的範圍與部位出現麻木、疼痛和功能障礙等症狀。

臨床研究發現，頸椎椎間盤的退化性改變，是頸椎症候群的病程發展過程中最重要的因素。每一個椎間盤由兩個部分組成：其一為中心部分髓核（nucleus），這是一個有彈性的組織，負責提供椎間盤吸震的能力。其二為包圍髓核的韌帶，這是一群叫做纖維環（annulus）的強壯韌帶，主要是附著在相鄰的椎骨上。

椎間盤退化或病變會引起髓核脫水及纖維化，失去避震的能力，並且容易發生突出及脫位的現象，這也會導致髓核後方小關節的骨質增生，或引起創傷性關節炎。而這些繼發性的病理現象如骨質增生、椎體間關節、鉤椎關節及後方小關節的鬆動與移位，還有椎管周圍黃韌帶的增厚及皺摺突入椎管、頸椎椎管狹窄等，都會造成脊神經根的刺激與壓迫，導致神經根型頸椎病的發生。

要特別注意的是根管狹窄、根袖處粘連性蛛網膜炎、鄰近部位的發炎症狀與腫瘤等，也會引起與神經根型頸椎病相似的症狀，因此應進行鑑別以確診。

由於神經根型頸椎病的發病因素多，病理改變複雜，因此臨床表現會因為神經根受累的部位及程度相異而有所不同。

神經根型脊椎病在急性發作時期，患者的突關節會發生急性炎症，並且關節滑膜及關節囊也會出現炎性腫脹，有些患者甚至會發生關節積液的現象。因為鄰近的竇椎神經支與神經根受到刺激的關係，患者會出現頸肩部緊張，甚至腫脹的症狀。

慢性神經根型頸椎病患者，會出現上肢無力、麻木、握力減退、肌肉萎縮、頸部活動受限等感覺障礙及運動障礙的症狀。除此之外，根性疼痛會沿著神經根支配區放射蔓延至手臂、手指，造成手指麻木、指尖感覺過敏，有時候患者也會出現頭痛、耳鳴、頭暈的現象。嚴重的話，還會有肌肉萎縮、行動障礙等情形。

神經根型頸椎病的診斷，可由X光片發現頸椎生理曲度變直或反曲、病變椎體前後緣出現骨質增生、項韌帶鈣化現象。除此之外，神經根是以頭、頸、肩、臂、手指部位的疼痛為主的症候群，因此可以壓痛點來確定診斷分型。

脊髓型頸椎病

脊髓型頸椎病屬於較少見的頸椎症候群類型，但是發作率高、病程緩慢，而且多以隱性侵襲之形式發展，容易造成誤診。如果延誤診治，一旦發作症狀嚴重，將會發展為不可逆性的神經損害。發生脊髓型頸椎病的患者平均年齡約為50至55歲。當椎管狹窄，就會壓迫或刺激脊髓及血管，因此引發脊髓神經在控管反射、感覺、運動、排便等功能時產生障礙，所以稱之為脊髓型頸椎病。

脊髓型頸椎病乃頸椎椎體退化所導致之症狀，常見有黃韌帶肥厚或鈣化、後縱韌帶骨化、椎體後緣骨刺、椎間盤突出、椎管狹窄等相鄰軟組織的退化性病變，再加上長期的不良姿勢、頸部的慢性勞損或劇烈的運動、外傷等多種外在因素影響，更容易導致脊髓受到壓迫或缺血，而進一步造成脊髓功能障礙。

由於脊髓受到壓迫的部位可分為脊髓單側受壓、雙側受壓、脊髓與神經根混合型、交感神經脊髓混合型、椎動脈與脊髓混合型等，加上受壓程度不同，因此會出現不同的臨床表現。

由於脊髓內中間的灰質為支配上肢感覺、運動的傳導束，灰質外側的白質神經傳導束則是支配下肢感覺及運動，因此，脊髓型頸椎病通常先出現下肢症狀，而且不像神經根病變有肩、頸痛的表現。

脊髓型頸椎病變早期症狀複雜多樣，主要以感覺障礙、肢體運動障礙外在表現為主，一般而言，脊髓型頸椎病早期的臨床表現多由下肢末梢開始麻木、發涼、疼痛、溫感減退、僵硬發抖，並逐漸向近心端發展，而呈現出行走困難，下肢肌肉協調性減退、沉重、步態蹣跚。通常上肢症狀較下肢晚出現，發病早期會有握力減弱、持物容易掉落、扣衣鈕困難等現象，而整個病程則以慢性進行性四肢癱瘓為特徵。

脊髓型頸椎病後期會有呼吸困難、臥床不起之現象，情況嚴重的病患則會出現括約肌障礙，導致大小便失禁、頻尿、尿急、便祕及性功能障礙等症狀。在脊髓型頸椎病的診斷方面，由X光片可以見到典型的頸椎症候群理改變、椎管矢狀徑變小，結合電腦斷層掃描和核磁共振造影，更有助於明確診斷。

椎動脈型頸椎病

主要是因為頸椎症候群引起的椎基底動脈受累有關，好發於50歲以上之中老年人，而頸椎症候群患者中約50％的人就有椎動脈受累之情形。

脊椎各部位中以頸椎活動量最大，因此隨著年齡增長，其損傷逐漸積累而發生頸椎退化性病變，當中以4至5、5至6節的頸椎段最為明顯。

頸椎退化性病變，會壓迫刺激椎動脈或椎動脈周圍的交感神經叢，造成椎動脈痙攣、管腔狹窄，致使椎基底動脈供血不足。椎基底動脈負責大腦後40％的血液供應，正常的情況下，為因應頸椎活動造成之壓迫，左、右兩側椎動脈能相互調節血液流量，正常供應血液給腦組織。因此，當椎動脈因為頸椎症候群變受到刺激、壓迫或是過度牽拉時，就會造成血流障礙，導致腦部供血不足，而引發頭暈、頭痛等一連串的生理反應。這些因基底動脈缺血而出現的病狀表現，就會造成椎動脈型頸椎病，當人體血管隨著年齡增長而硬化，如果此時椎動脈血管壁上再出現粥狀斑，便會加速椎動脈病變的過程。

椎動脈型頸椎病，常見臨床特徵為視覺障礙、頭痛、眩暈。當椎動脈型頸椎病造成大腦枕葉視覺中樞缺血時，就會導致視覺障礙，如視線模糊、視力下降、短暫性失明等；頭部過度旋轉或伸屈時，則會引發眩暈這是椎動脈型頸椎病最大的特徵，此時患者會感到頭重腳輕、下肢發軟、站立不穩，在眩暈劇烈時，還會引起猝倒。此外，椎動脈型頸椎病時常會伴隨噁心、嘔吐、出汗、心慌等自律神經功能失調的現象，並且逐漸出現耳鳴、聽力下降，因此時常會誤診為內耳病變。

此外，還會出現感覺障礙之症狀，患者會出現面部、唇舌周圍有發麻感、四肢麻木及有螞蟻行走的感覺。

以X光檢查時，可發現椎動脈型頸椎病大多有骨質增生的現象，頸椎生理曲度改變，椎間孔及椎間隙狹窄。必要時，可以進行腦血流圖、腦電圖或椎動脈血管造影檢查，可以有助於進一步確診。

椎動脈型頸椎病的症　非常多樣，發病所致眩暈程度嚴重時容易摔倒，因此在發病期間，患者應該多仰臥休息並減少頸椎活動，以預防猝倒時造成新的損傷。

交感神經型頸椎病

交感型頸椎病發病率雖較其他型頸椎症候群低，但由於椎動脈表面分布著許多交感神經纖維，當頸椎症候群導致交感神經功能紊亂時，時常會累及椎動脈，導致椎動脈的舒縮功能異常，更因為頸部交感神經節延伸出的節後纖維，分布於頭面部、頸部、上胸部皮膚汗腺、咽喉黏膜、腺體，瞳括約肌、眼瞼平滑肌、上肢血管、頸內外動脈、椎動脈以及心臟等部位，因此，症狀涉及廣泛，從頭部、臉部、五官、上肢、軀幹以及內臟，凡有交感神經分部的區域，都可能因為交感神經失調出現發病症狀。因此當交感型頸椎病同時出現在人體內多個系統時，就常會伴隨椎基底動脈系統供血不足的表現。

由於椎間盤退化性病變以及節段性不穩定等因素，造成對於頸椎周圍的交感神經末梢的刺激，導致交感神經功能紊亂。而頸椎症候群的各種病理變化，會經由頸脊神經的病理反射或直接壓迫、刺激交感神經末梢，引發交感神經異常興奮或抑制，造成相對應的病症。

因此，交感型頸椎病的症狀大致上可分為：一、交感神經興奮症狀，二、少數的交感神經抑制症狀。

交感型頸椎病呈現於五官的病理現象，會出現眼球脹痛、怕光、視力模糊、眼睛乾澀，還有鼻咽喉不適、過敏性鼻炎、牙痛、耳鳴、重聽甚至耳聾等症狀；在血管功能方面，當交感神經興奮時會造成血管痙攣、手足發涼、麻木，當交感神經受到抑制時則會出現血管擴張、血壓不穩定的症狀；在心臟方面的臨床表現，則為心悸、胸悶、心率紊亂、心動過速或過緩、心前區疼痛，但是心電圖正常；此外，還會造成汗腺分泌障礙，包括排汗量過多或不排汗、畏寒或發熱；更有便祕、腹瀉、頻尿、排尿不順、月經失調等症狀。

交感型頸椎病的症狀很少單獨出現，也因此造成各專科診斷上的困難，當有前述椎動脈頸椎病的症狀時，可以經由頸部X光確診是否為病理改變。

頸型頸椎病

頸型頸椎病被視為各型頸椎症候群的早期階段，發病率高，但由於是在頸椎椎節退化性病變初期，因此也是治療的最佳時機，反之，如果沒有妥善處理，就很容易發展成其他更為嚴重的頸椎症候群類型。

頸型頸椎病的發病年齡以青壯年者居多，主要是由於頸椎的退化性病變，即髓核與纖維環脫水、變性等，造成椎節局部張力降低，引起椎間隙鬆動與不穩，而導致頸椎局部的內外平衡失調，因此頸肌會發生防禦性痙攣，同時刺激到分布於後縱韌帶及兩側根袖處的竇椎神經末梢，以致引起頸部症狀。

頸型頸椎病患者的頸椎椎間關節、關節囊、韌帶、肌腱及肌筋膜等會出現廣泛的發炎症狀。肩頸、上背部以及枕部有痠、痛、脹等不適感，痠痛感則以頸部後方為主，並且多處有壓痛點。患者容易頸部疲勞，無法長時間看書、寫字或是看電視、使用電腦等，尤其以早晨起床時，或是長時間低頭工作或學習之後，頸部發硬的情形更加明顯。當患者特別勞累或是感染風寒時，時常會類似落枕的現象出現。這點也說明了，頸型頸椎病與椎間盤間隙內壓力的升高，有直接關係。

由於頸型頸椎病在臨床表現上，很容易語俗稱落枕的頸部扭傷混淆，造成誤診，甚至有人將兩者視為同一種疾病。事實上，頸部扭傷大多是由於睡眠姿勢不良，導致局部頸部肌肉扭傷，與因為椎間盤退變而引起的頸型頸椎病完全不同，在治療方面也不能採取同樣的方式，因此應加以仔細鑑別。

當頸、肩及枕部有壓痛點時，經由X光檢查可發現頸椎曲度改變；藉由頸椎側位攝影檢查上顯示椎體間關節不穩、鬆動；核磁共振檢查則可顯示椎間盤變性或後突症。

除此之外，有些患者會發生上述任兩種或兩種以上類型症狀的頸椎症候群，臨床上我們稱為混合型。

合併型的頸椎問題

顏阿姨喜歡縫紉，經常做些衣服、包包送給親戚朋友。前段時間因為女兒快要生產了，顏阿姨一時感到興奮，就熬夜縫製了許多嬰兒的衣裳，結果出現了手發麻、頸背痠痛及走路不穩的現象，顏阿姨擔心自己會中風，嚇得趕緊去醫院做檢查了。

頸椎症候群除了上面提到的六種型態外，還有以下幾種較特殊的病症，它不只是頸椎出問題，同時還會造成其他器官的不適，引起的原因大多都是因為退化或長時間的姿勢不良，因此，如果不想要讓頸椎的問題困擾你，最好的方式還是從注意日常生活的姿勢做起。

頸椎肥大（增生）症

醫學上稱為頸椎病或頸椎症候群，引起此病症的主要原因是退化與姿勢不良，引發頸椎間盤病變，造成頸椎肥大症的主要基本成因。

隨著年紀增長，頸椎與身體其他各部位的臟器、組織一樣，會逐漸發生退化性病變。頸椎由七節頸脊骨連接而成，向上連接顱骨，向下與胸椎相連，主要是因為頸椎間盤軟骨的退化，造成退化性病變，並衍伸出面關節、椎體鉤關節等其他關節的病理變化。

連接椎體的椎間盤富有彈性，因為長期姿勢不正確或是外力傷害，就會造成頸椎間盤病變。當頸椎間盤發生退化性病變時，會導致髓核含水量減少、纖維環的纖維腫脹，產生玻璃樣變性，可能進一步導致破裂。

當椎間盤的耐壓及耐牽拉性降低時，椎間盤再受到頭顱的重力和頭胸間肌肉的牽拉，就會向四周發生隆突現象，引起椎間盤間隙變窄、關節突錯位、重疊，椎間孔的縱徑變小及骨質增生的現象。

頸椎肥大症會引起頸部疼痛、暈眩、上肢麻木等症狀，因此臨床上也稱之為頸椎症候群。好發於40歲以上的中老年人，或是因為工作需要而時常伏案低頭及是肩頸需要負重的人群等，很容易因為長期累積的頸部勞損而造成頸椎肥大症。

頸胃症候群

經臨床研究的觀察發現，有部分交感型頸椎病患者，會伴隨消化道的症狀出現，經過胃鏡及胃電圖檢查之後發現，患者有胃部發炎情形，證實對於胃部會造成影響。

支配內臟的自律神經系統又稱為內臟運動神經，自律神經中樞位於腦部的下視丘，分為交感神經和副交感神經，無法由意志來支配，主要負責器官的營養調節、腺體分泌和平滑肌的舒縮功能。頸椎周圍分布著許多交感神經，當頸椎症候群發生時，不論是骨質增生造成的骨刺、椎間盤突出或是變狹窄的椎間及橫突孔，都會對於患部周圍的交感神經造成病理性刺激。

這些不良的刺激訊號，會經由交感神經感受器傳達到下視丘的自律神經中樞，引起交感神經作用，導致交感神經所控制的臟器，功能異常發生病變，因此，由頸椎症候群引起的胃病也被稱為「頸胃症候群」，出現的症狀則視交感神經與副交感神經的作用而有所不同。

當交感神經作用時，會抑制胃的蠕動與分泌，造成胃酸分泌減少、食欲降低、消化不良及胃炎症狀；相反地，當副交感神經作用時，胃酸分泌增多，蠕動加快，就會造成食慾增加、消化亢進、胃酸過多、胃痛以及潰瘍。

當發生胃部不適，確診為頸胃症候群時，治療方式應該以頸椎症候群為主，除了藥物治療及物理治療之外，還要注意預防過度使用頸部及外傷，並且讓頸部得到適度的休息。

頸交感神經麻痹症候群

亦稱之為頸交感神經系統麻痹症候群，主要發生原因是頸部交感神經至眼部的通路，受到各種因素造成的壓迫及損害，導致相對應部位的交感神經功能出現異常。其中以眼部症狀最為突出，包括眼壓低、瞳孔縮小、眼球陷落、上眼瞼下垂、淚腺分泌失常及患部同側面部無汗及溫度升高等。

頸交感神經麻痺症候群根據受損部位，可分為中樞性障礙、節前障礙及節後障礙。除了少數先天性病例，各種可能引起頸部及腦幹部交感神經受損傷或壓迫的因素，都有可能是頸交感神經麻痺症候群發病的因素。

常見有手術、外傷、血管病變、炎症等，除此之外，臨床上認為脊髓、前縱隔竇、臂叢神經、頸部交感神經節及丘腦下等部位發生腫瘤，也有可能是導致頸交感神經麻痺症候群的原因。

頸心症候群

據臨床統計，部分頸椎症候群患者會出現心血管系統方面的症狀，如心絞痛、心前區疼痛等，或因骨質增生形成的骨刺造成脊椎的刺激與壓迫，使交感神經的功能發生障礙。

此外，頸部骨刺直接壓迫血管，也會造成椎基底動脈因為循環不良而供血不足，導致延髓內的心血管中樞缺血，產生反射性刺激而引起冠狀動脈痙攣，誘發心律失常。這些因為頸椎症候群造成的心血管損害，就稱為頸心症候群。

頸心症候群因為出現心絞痛與心律失常的現象，因而時常被誤診為冠心病。兩者之間的差別是情緒激動、勞力負荷增加不會引起頸心症候群的心絞痛。一般來說，誘發頸心症候群的原因有枕頭過高、長時間仰頭或低頭、頸部姿勢不良、背部受涼、扭傷等造成頸部負荷增加的因素。

頸心症候群會出現在青年及老年，分布的年齡層廣泛。除了心絞痛、心律失常之外，還會出現胸悶、胸痛、心悸，有時還會伴隨頭痛、頭暈、頸肩背部疼痛的症狀，也有一些患者會出現高血壓、肢體感覺異常或者運動障礙等。

頸心症候群在診斷上要特別注意與心律失常、冠心病等心臟疾病鑑別，當出現類似的症狀時，應當將頸椎檢查列為常規檢查，以免造成誤診。

頸腰症候群

顧名思義就是同時有脊髓型頸椎病，以及腰椎管狹窄症發生症狀。

臨床上有一些腰椎管狹窄症患者在進行手術之後，症狀沒有明顯改善，進一步檢查之後才發現，是因為頸椎神經也受到壓迫造成同類型病變；或是因腰部症狀就診檢查時發現，伴隨有頸髓受壓症狀，這些情形發生的症狀我們稱為「頸腰症候群」。

根據統計，約有10%至15%左右的脊髓型頸椎病患者，及5%至10%左右的腰椎管狹窄症患者會出現頸腰症候群，即頸椎與腰椎椎管同時發生狹窄的現象，並且都出現椎管內神經受到壓迫的症狀。

頸腰症候群是由於頸、腰椎椎管狹窄，導致椎管內組織遭受刺激或壓迫而引發，患者會出現長期肩頸疼痛，或是慢性腰痛、腿痛等情形；相反的，有些長期腰、腿部疼痛的患者，也有可能會出現肩頸疼痛的症狀。

臨床上統計，頸腰症候群患者的職業中，司機是高度發作的族群之一，原因是駕駛工作時間長，且長時間維持同一個姿勢；此外，當汽車行駛時不停地震動，對駕駛員的全身關節造成損害；還有緊急剎車也會使頸腰部受到突然的牽拉受到損傷，例如揮鞭症候群。

頸性眩暈

亦稱為「椎動脈壓迫症候群」、「頸椎症候群」或「頸後交感神經症候群」等，造成眩暈的因素很多，共分為眼源性、耳源性、神經源性、頸源性以及全身性，常見於40歲以上中、老年人，其中有15%至25%的眩暈患者患有椎動脈型頸椎病。

頸性眩暈主要發生在如頭頸部過度後仰、前後伸屈及扭轉時，患者會感覺到周圍物體或自身在旋轉、升降、傾斜等的運動幻覺，眩暈持續時間較短，症狀會隨著頸部位置復原而減輕或是消除。除此之外，頸性眩暈還會伴隨平衡障礙及腦幹缺血的症狀。

造成頸性眩暈的原因，主要是頸枕部的軟組織損傷，間接刺激前庭眩暈中樞所致，雖然椎基底動脈供血不足也會導致眩暈，但並非頸性眩暈的主要致病原因。

此外，當患者發生頸性眩暈時，會伴隨頸部疼痛，因此頸部疼痛是頸性眩暈重要的鑑別因素，如果沒有頸椎疼痛的現象，基本上應該可以排除頸性眩暈的可能性。

由於頸性眩暈患者會發生突然暈倒的情形，造成危險，因此在平時應多注意預防及保養，並且避免引起頸性眩暈的外在因素。每天以各種角度多活動頸部，不長時間仰頭及過度轉動頭頸部，預防頸部外傷，選擇合適的枕頭，注意頸部的保暖以及多補充鈣質預防骨質疏鬆症。

頸椎不穩症

頸椎不穩主要是因為頸椎的正常結構受損，及平衡功能喪失所造成，因此又稱「頸椎失穩症」。相對應的臨床表現，為頸椎逐漸畸形並損害神經系統，同時也會對脊髓、神經、血管等造成刺激，引起系統的功能紊亂。

人體頸椎的穩定性主要是由椎體、椎弓、椎弓突起、椎間盤以及相連的韌帶結構等達到頸椎靜力平衡；另一方面則由頸部肌肉負責調節與控制頸椎的動力性平衡。

其中，造成頸椎不穩的因素包括了發炎、退化性病變、創傷、腫瘤、先天性畸形等。在頸椎退變初期，纖維環及髓核發生脫水現象，彈性降低；進入退變中期時，髓核脫水、破裂，韌帶骨膜下形成間隙，椎體開始出現鬆動、移位的症狀；當頸椎退變到了後期，會出現椎間隙骨膜下出血、機化、鈣化以及骨化等現象。

造成頸椎不穩症臨床表現的因素，有椎基底動脈供血不全及下頸椎不穩造成的神經根損害、椎動脈受累、交感神經受累以及脊髓損害等，所引發的臨床表現有肩頸疼痛，四肢疼痛、麻木、肌力下降及感覺障礙，甚至萎縮、行走困難；頭部會出現視物模糊、頭痛、頭暈、噁心、嘔吐及耳鳴；嚴重者甚至會出現大小便功能障礙。

頸椎不穩症與椎動脈頸椎病有類似的症狀，都會出現頭痛、頭暈甚至暈倒症狀，因此容易混淆，造成誤診，應該要進行徹底的檢查才能正確治療。

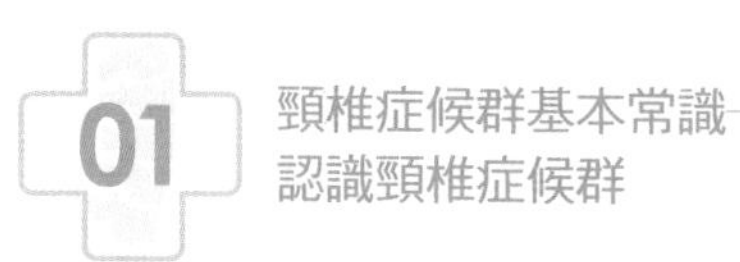

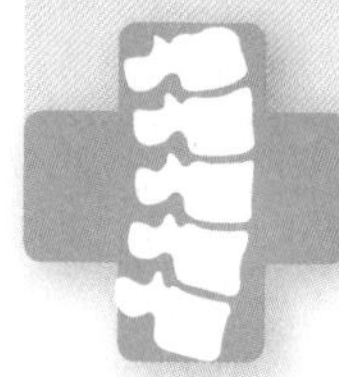

頸椎症候群的治療誤區

張伯伯今年60歲，去年醫生診斷出脊髓型頸椎病，原因是頸椎間盤突出壓迫脊髓引起脊髓功能障礙。他聽說推拿按摩可以治療頸椎病，於是請太太幫他按摩，沒想到病情更加嚴重了。到醫院就診時，醫生告訴他，脊髓型頸椎病在急性發作期絕對不可以按摩，嚴重的話還可能導致癱瘓。

許多頸椎症候群患者，因為缺乏相關知識，因此時常會盲目地採用一些偏方、民間療法進行頸椎症候群的治療，如此一來反而使病情更加複雜與嚴重。頸椎症候群時常見的到誤區有哪些呢？

＊聽信沒有根據的偏方

有一些藥品或是治療儀器、民俗手法等宣稱可以用吃藥或是使用儀器復健的方式就能使骨質增生的現象消失，或是使頸椎的疾病復原，這些沒有醫學根據的說法，應該避免採信，免得加重病情。

患者在出現頸椎症候群的跡象之後，應該要到專業的醫院接受詳細的檢查，得到妥善的治療。

＊牽引方式不當

雖然牽引是治療頸椎症候群的方法之一，雖然頸椎牽引簡單方便，甚至可以在家裡進行，但是如果沒有經過專業檢查，依照臨床症狀來確診，加上未將患者不同的病情、身材等不同因素考慮入內，盲目牽引，很容易使頸部肌肉和韌帶長時間處於非生理的狀態，降低頸椎穩定性，加快頸椎退化性病變，造成病情加重。

＊不正確的按摩手法

有些頸椎症候群患者認為頸椎錯位只要經過整復按摩，扳一下就能恢復，或是因為肩頸痠痛而去按摩，卻不知道自己可能已經患有骨質疏鬆、椎管狹窄、發育異常等疾病。而經由非專業的人員進行按摩，很可能造成症狀加重，如果是整復推拿就更加危險，特別是猛烈的頸椎旋轉整復動作，甚至可能會導致癱瘓。

目前民間存在許多各種良莠不齊的治療門派，在沒有證照制度管理的情形之下，頸椎症候群患者應該要避免讓沒有疾病專業知識的按摩師、推拿師、整脊師隨意整復按摩，而是先到專科醫院就診，進行徹底的檢查，請專業骨科醫生進行治療。

＊對於手術治療的恐懼

在醫生確診之後，會根據患者病情程度提出治療方案。就頸椎症候群而言，基本原則是「以保守治療為首先考慮方案」，因此，除非必要，醫生是不會提出手術治療的方案。但是，臨床上有些醫生建議必須接受手術治療的患者，由於害怕而拒絕，只想單純依靠藥物、物理治療等保守治療方式，反而會使病情因為拖延，沒有及時得到合適治療而更加嚴重。

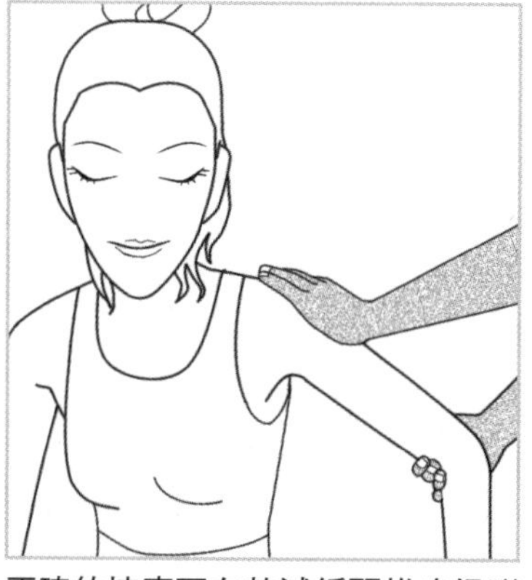

正確的按摩可有效減緩頸椎症候群的症狀。

什麼叫頸椎錯位？

羅小姐在公家機關上班，時常面對電腦讓她覺得脖子痠痛，因此參加了瑜伽班，想藉此伸展筋骨。沒想到練習了一陣子之後，羅小姐頸部痠痛的症狀不但沒有改善，仰頭時還更加難受，她緊張地到醫院就診，結果醫生說因為她長時間姿勢不正確，有了頸椎錯位的現象，練瑜伽反而讓她病情更加嚴重。

人體的脊椎中，頸椎是活動最靈敏，運動量最大的部位，因此，往往也是受到損傷機率最高的部位，頸椎錯位就是其中一種頸椎的傷害。

頸椎錯位的主要原因是由於頭部長期處於固定姿勢，長時間下來引起頸部的肌肉痙攣，使得頸椎椎間關節運動功能喪失，造成頸部運動的傷害，導致頸椎關節移位。

急性頸椎錯位通常發生於頸椎突然扭轉、活動時，通常會合併出現周圍軟組織受傷的症狀；慢性頸椎錯位則是因為姿勢不良、頸部肌肉過度疲勞、枕頭過高或過低等原因造成。

生活習慣、工作方式和飲食習慣，都與頸椎錯位的發生息息相關，而且患者年齡層多集中於年輕族群。例如在家喜歡躺在沙發上看電視、滑手機，將頭枕在過高的扶手上，導致頸椎扭曲等；還有些人習慣搭車時睡覺，遇到緊急煞車時，頭頸部容易受到震盪。除此之外，工作時常低頭伏案、使用電腦或是習慣以側頸夾著電話的人，也都容易因為姿勢不正造成頸椎錯位。

在臨床上，也有感冒引起頸椎錯位的例子，原因是咽喉位於頸椎上段前方，當罹患感冒之後，咽喉部水腫、充血的現象，會導致臨近的頸椎韌帶等連接結構發炎而造成局部滲出，使韌帶、關節囊鬆弛，因而造成頸椎間關節的脫位。

頸椎錯位患者常會感覺頸部無法自由活動，有牽拉疼痛感，並且患部肩頸部有明顯的肌肉緊張與壓痛點，還有手部肌力減退。急性發作時還會因為壓迫到神經根與交感神經，出現眩暈、聽力障礙、耳鳴、噁心等症狀。

當確診為頸椎錯位之後，目前常用的保守治療有整脊、理筋、牽引、按摩以及整復，患者要特別注意的是，這些治療方式應該要在有執照、健保的醫院進行。

此外，平時應該要多活動頸部，工作時也要適度休息，並且避免不良姿勢，減少頸椎錯位的發生。

頸椎骨刺是如何形成的？

謝小姐任職於大飯店，平時負責大廳接待工作，必須長時間穿著高跟鞋站立。上個星期她突然覺得背部發麻，她以為是因為久站的關係。但是平時對於醫學常識很有興趣的丈夫告訴她，頸椎出問題也會有背麻的症狀，要她去醫院詳細檢查。結果醫生說，謝小姐是長了椎體骨刺。

基本上來說，脊椎會隨著年齡增長而發生退化性病變，因此骨刺的生成原是一種自然的老化現象，但是近年來卻有年輕化的趨勢，大多是因為工作形態的改變，使許多人工作時必須長期維持同一姿勢，例如久坐或是久站，或是必須重複使用某一關節，再加上姿勢不良，就會使脊椎提早發生老化的現象，骨刺也會因此而產生。

頸椎骨刺是頸椎症候群的主要病理變化之一，也是放射科診斷頸椎症候群的重要依據。

一般而言，頸椎骨刺形成的原因有以下幾種。

首先，骨刺是人體脊椎老化、退化過程中所伴隨的一種正常現象。隨著年齡增長，脊椎構造處的骨頭與軟組織接壤的地方，會因長期承受拉力、壓力、損傷，導致脊椎與脊椎間的軟骨慢慢失去水分、彈性，使骨骼發生退化性病變，以致骨質增生形成骨刺。

此外，當人體發生過度不適當的活動或運動時，關節部位就會反覆地被使用到，造成骨骼及軟組織過度磨損及破壞，長期下來會使骨頭的硬化，並反覆進行增生與修補，而導致骨刺的生成。

另一方面，急性外傷會使纖維環推開四周的椎體骨膜及前、後縱韌帶，形成上下前後四個間隙，並且造成間隙血腫，產生滲出物，經過一段時間之後，血及滲出物被吸收機化，也就是鈣化或骨化，也就是骨刺。

如果骨刺生成的部位恰好壓迫到脊椎或是附近的神經根，患者就會出現關節變形、身體僵硬、肌肉無力、無法彎身、麻痺、疼痛以及紅腫的症狀。如果骨刺沒有累及神經根或是脊髓，也不一定會有明顯的臨床表現。

什麼是骨質增生症？

蘇先生是個水果農，為了家計常常辛勤地工作，以便讓孩子得到更好的教育。上個月他突然發現每次勞動時都會腰痛，休息之後又好了些，這樣的情形反覆了幾天，老婆要他趕緊去醫院檢查，結果醫生說他有骨質增生的現象。平時較少接觸醫療知識的蘇先生，不了解什麼叫做骨質增生，請醫師說明詳細一點讓他明白。

骨質增生又稱為骨關節炎、退變性關節病、肥大性關節炎等，骨質增生是病理上的現象，骨關節炎則是症狀的表現。

當人體所有器官與組織隨著年齡增長而老化、退化，包括脊柱、韌帶以及關節周圍的肌肉，會逐漸發生退化性病變，造成脊柱與關節不穩。此時，人體為了使脊柱或關節恢復穩定，就會透過骨質增生的方式，來適應這些變化以減少骨骼所承受的壓力。因此，我們可以說，骨質增生其實是人體骨骼衰老現象發生時，身體產生應變、重新恢復穩定的一種保護機制。

由於絕大多數的骨質增生初期並沒有臨床表現，因此患者不會有明顯的感覺，有些人在進行健康檢查或是因為其他疾病而就醫時，才發現自己有骨質增生的症狀。然而，當骨質增生的情形逐漸發展，累及神經與血管，並且引起局部組織無菌發炎時，此時才會有較明顯的自覺症狀，例如疼痛、腫脹或是肢體活動功能障礙。

當骨質增生的情形發生在頸椎時，頸部會出現僵硬、活動受限、向肩部及上肢放射狀的疼痛、麻木等症狀，較嚴重的頸椎骨質增生還會引起胃炎、吞嚥困難、頸源性高血壓、心腦血管疾病等。

骨質增生可以由X光檢查來確診，目前尚未有有效根治的治癒方法，只能針對病因，即骨質增生引起的臨床症狀採取保守治療，以達到緩解；當一般治療無效且病情嚴重影響患者生活時，才會考慮手術治療。因此患者不應聽信偏方，以免使病情加重，而是應該在日常生活中，多注意預防的方法。

預防骨質增生，平日應多注意適當的運動，但要避免長期劇烈運動，以免造成關節的嚴重磨損，如果有關節損傷的情形，應及時就醫治療，以避免創傷性關節炎以及骨質增生；此外，體重過重會加重關節軟骨磨損，所以體重超標的人應適當減肥，在飲食方面則需多補充鈣質。

骨質增生的治療

骨質增生目前多採保守治療，除非骨刺壓迫到神經、血管或是臟器時，才會考慮進行手術治療。

目前治療骨質增生，分為手術治療與非手術治療兩大類，非手術治療的方式有下幾種方式：

*藥物治療

骨質增生目前尚無有效治療藥物，通常採用對症處理，據臨床經驗，這些方式只能達到暫時緩解，而不能根治骨質增生。

當疼痛較嚴重時，可使用非類固醇抗炎藥物（NSAID），達到解熱鎮痛的效果，但同時也要預防藥物對腸胃造成刺激；產生麻木感時，則以維生素B群藥物類治療，此外，經過醫生評估，有些骨質增生的症狀可以採局部注射，達到緩解疼痛的效果。而關節腫脹發生積液的患者，則可進行抽取局部積液或是局部封閉等治療方式。

*物理治療

頸、腰椎骨質增生症可以進行依靠外力的作用按摩與牽引，進行局部緩解，並沒有針對體內狀況做調節。而這種方式只能暫時止痛，無法達到治療的目的。

要特別注意的是，不論是牽引或是按摩，都應該要到專業的醫院進行。進行頸椎牽引前，應該由醫務人員檢查，並且確定骨質增生的部位，以及確認牽引的程度。牽引過程中如果感到不適，應立即停止，並且請醫務人員檢查及處理。

此外，按摩可加速局部組織新陳代謝，促進血液循環，減少不良病症對神經的刺激，進一步減輕、緩解骨質增生造成的疼痛，按摩時應特別注意手法不宜過重，並且須搭配其他治療方式相互應用。

＊日常生活治療

避免患部過度運動，患者平時可以做一些緩慢、柔和的伸展操，並且適度地運動。盡可能避免長時間低頭、仰頭、轉向同一側等動作，並應適當的在工作之餘做緩解頸部肌肉疲勞和痙攣的舒展運動。

選擇穿著舒適的鞋子，保持標準體重、並且維持均衡的飲食。此外，補充鈣質也很重要。鈣質是骨骼代謝中不可或缺的礦物質，缺乏鈣質會造成骨質疏鬆，而骨質疏鬆則與骨質增生有密切關係。當骨骼發生退化性病變時，關節軟骨會發生變性、軟化現象，當鈣、磷等礦物質含量減少時，骨質軟化會更加嚴重，甚至造成骨骼變形。

以60公斤的成人為例，每日所需的鈣含量約為360至400毫克，而老年人因鈣質流失，加上腸道對鈣吸收能力減少，因此每天鈣質的攝取量須達600毫克以上。

頸椎症候群與頸部骨質增生的關係

透過頸部X光片上密度增高的表現，可以判斷頸椎部位不同程度的骨質增生的現象，然而，骨質增生的出現，是否就代表自己患了頸椎症候群呢？

從頸椎骨質增生原因來看，身體各部位的骨質增生包括頸椎部位，都只是為了適應長期的運動和負荷，而產生的一種生理退化性病變，這種退化性病變從出生後就隨著人體的生長與發育，同時逐漸產生，伴隨著年齡增長而越加明顯，因此骨質增生似乎在所有老年人身上都可以見到。除了頸椎之外，骨質增生的現象也常發生在活動關節部位，特別是負重關節。

絕大多數情況下，頸椎的骨質增生僅是人體退化過程中的一種表現，並不表示骨刺一定會壓迫到神經、脊髓，也有可能不會出現任何症狀造成頸椎症候群。

頸椎症候群的定義則包括小關節紊亂、軟組織損傷、頸部椎間盤病變、骨質增生等一系列病變。也就是說，一旦頸椎發生骨質增生之後，導致椎管、椎間孔、橫突孔等變得狹窄，造成脊髓、脊神經根和椎動脈的受到刺激與壓迫，而出現相對應的臨床症狀時，就可以確診為頸椎症候群，而不只是單純的頸椎骨質增生了。

所以，我們可以說頸椎症候群與頸部骨質增生的關係密切，頸椎症候群的病理變化會出現骨質增生的現象，但是有骨質增生並不一定表示罹患頸椎症候群。此外，頸椎症候群的嚴重程度也並非與有無骨質增生，及骨質增生的程度成正比，而是要看病理變化刺激或壓迫的部位來決定。

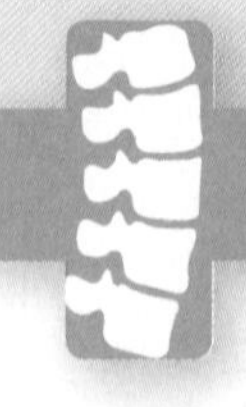

頸椎症候群可鑑別哪些疾病？

曲先生從事網頁設計八年時間，近幾年常感到肩頸疼痛，有時候還會出現脖子轉動困難的現象。因為常聽說同行的業者得到頸椎症候群的消息，曲先生認為自己一定也一樣，因此找了附近一家小診所，告訴醫生自己得了頸椎症候群，請醫生開一些藥給他服用。但是經過一段時間，曲先生的症狀並沒改善，才無奈地到大醫院進行檢查，醫生告訴他，他得的並不是頸椎症候群。

頸椎症候群的症狀較多，病情也較複雜，容易與各種類型頸椎症候群混淆的疾病有以下幾種：

與根型頸椎病相鑑別的病症

根型頸椎病多見於下頸段，主要的臨床表現為肩頸臂神經痛，容易與發生於胸廓出口處、肩部、肘部的病症以及神經根炎等相鑑別。

＊胸廓出口症候群（Thoracic Outlet Syndrome，簡稱 TOS）

是指負責上肢部位的神經與血管都必須經過胸廓部位進入上肢，一旦胸廓部位受到壓迫，就會引起一連串神經與血管的症狀。

造成胸廓壓迫的原因有先天性的第七節頸椎結構異常、組織纖維化等，其中先天異常的比例相當少，大多數都是因為急性受傷或慢性重複性傷害等外在因素所引起，如長期姿勢不良、肩頸部位肌肉過度緊繃、損傷後生成結痂組織等原因，導致胸廓管道變狹窄，使得肌肉緊繃壓迫臂神經叢，引起靜脈不適、鎖骨下動等症狀。

胸廓出口症候群常出現在，需要抬手過頭的運動員和舉手工作的人、經常久坐的電腦、車禍患者族；另外，由於某些女性天生骨架較小，導致鎖骨與肋骨之間的空間也較一般人來得小，因此更容易造成肩頸肌肉緊繃，而產生胸廓出口症候群的症狀。

常見的臨床表現有頸、肩、手臂痠、麻、痛、手部冰冷、感覺沉重等，少部分有血管受到嚴重壓迫的患者，上肢會出現變白或變紫的現象。

胸廓出口症候群，常被誤診為頸椎骨刺退化或椎間盤突出等神經根型頸椎病，因為兩者都可能因為神經受到壓迫而引起頸、肩、手部出現痠、麻、痛，以及肌力降低的症狀。

＊Pancoast 症候群（Pancoast syndrome）

又稱肺尖腫瘤症候群，成因為肺尖部腫瘤壓迫神經與大血管及局部浸潤，所引起的上肢頑固性疼痛、上腔靜脈症候群、同側霍納氏症侯群（Horner）等特有胸腔外症狀的病症，特別是霍納氏症侯群會引起半邊臉部無汗、眼瞼下垂、單側瞳孔縮小等病症。

病灶局部壓迫、侵犯到胸廓入口第八頸神經、第一、二對胸神經，導致這些神經所支配區域的肩膀及手臂出現疼痛，而手部肌肉出現無力及萎縮等症狀；還包括第一肋骨、上胸椎、鎖骨下動以及靜脈等，常引起非小細胞型支氣管惡性腫瘤，例如鱗狀上皮細胞癌、腺癌以及大細胞癌等。

其中，Pancoast症候群的診斷依據臨床表現、胸部X光檢查可以做出初步的診斷，由於有神經壓迫的現象，應與中樞神經失調和腦幹損傷疾病相鑑別。

＊肩部疾病

由於根型頸椎病會出現下頸段椎間盤症侯群，常有的症狀為肩痛、肩部肌肉痙攣、肩部活動受限等，因此在診斷時須與肩部疾患鑑別，如肩鎖骨關節炎、肩峰下滑液囊炎、肩關節周圍炎等。如果在鑑別上仍有困難，可以進行作頸交感神經節阻滯治療，由頸椎症候群引起的肩凝症在接受神經節阻滯治療後，肩部可以恢復活動能力。

*神經根炎

感染性神經根炎，是一種病毒感染造成的神經變態反應，以兒童及青壯年為主要發病對象。發病後患者會出現肌肉迅速萎縮，肌肉和神經有嚴重壓痛現象，並且疼痛會沿神經根的分布而擴散，麻木、脹痛、有螞蟻爬行樣的異常感覺會在四肢的皮膚上出現，此外還會出現四肢肌肉無力、容易跌倒等症狀。

另一種需與根型頸椎病鑑別的神經根疾病，為神經痛性肌萎縮症，又稱患臂神經叢神經病變，多屬急性發作，檢查後常發現是某一特殊神經受累，尤其支配前鋸肌的神經，好發於男性。通常，患者會出現肩頸部及上肢嚴重疼痛、無力、肌肉萎縮，但會在發作後數月內逐漸恢復。

*心絞痛

頸椎症候群引起的心絞痛症狀，主要是因為下位的頸脊神經根受到頸椎症候群的病變刺激，壓迫到頸8至胸1的前神經內側支和頸6至7的胸前神經外側支，而引起末梢神經的瀰漫性疼痛，且放射至胸骨所造成的假性心絞痛，因此，常會誤診為心絞痛。兩者主要的鑑別依據是，心絞痛患者胸廓無壓痛點，但是心電圖有改變。

*風濕病

風濕病常會出現與根型頸椎病類似的頸肩痛、頸部活動受限等症狀，但是區別為風濕病為多發、無放射性疼痛，在施予腎上腺皮質激素之後有明顯的療效。

須與脊髓型頸椎病鑑別的病症

頸椎或枕骨部的先天性畸形、頸椎結核、腫瘤、自發性寰樞關節半脫位、頸椎骨折脫位等，主要以X光檢查與腰椎穿刺蜘蛛網膜下腔檢查結果，來與脊髓型頸椎病的疾病鑑別。

*X射線檢查鑑別

脊髓空洞症好發於20至30歲年輕人，多出現於頸胸段脊髓，有明顯的溫度覺減退與疼痛，從電腦斷層攝影（CT）及核磁共振成像可以明顯看到脊髓病變。

脊髓生成腫瘤會出現頸、肩、枕部、臂及手部疼痛或感覺障礙，患部出現在同側上肢為下運動神經元損害，下肢則為上運動神經元損害。由X光片上可以見到椎間孔增大、椎體或椎弓損傷的現象，以此為與脊髓型頸椎病鑑別點。而枕骨大孔區腫瘤的鑑別為腦壓升高、出現眼底水腫等症狀。

＊腰椎穿刺蜘蛛網膜下腔鑑別

原發性側索硬化症、萎縮性側索硬化症等，以有無蜘蛛網膜下腔梗阻現象，作為與脊髓型頸椎病的鑑別點。

粘連性脊髓蛛網膜炎會出現脊神經前根、後根或脊髓傳導束症狀，與脊髓型頸椎病的鑑別點則是在進行腰椎穿刺檢查中，會出現完全或不完全梗阻現象。

與椎動脈型頸椎病鑑別的病症

椎動脈型頸椎病的發病率僅次於根型頸椎病，而且除了受到頸交感神經的影響之外，還會引起腦部等中樞神經系統以及內耳、眼部的症狀，臨床表現很多，相對的，需要與椎動脈型頸椎病鑑別的疾病也不少，以下僅列舉幾項。

＊內耳疾病

容易與椎動脈型頸椎病混淆的內聽動脈栓塞，主要症狀有突發性耳聾、耳鳴、眩暈。另外還有梅尼爾氏症，臨床表現有眼球震顫、眩暈、頭痛、噁心、嘔吐、耳聾、耳鳴、脈率減慢、血壓下降等症狀。這些疾病常見的原因為過度疲勞等因素，而非由頸部的活動所誘發，只要進行內耳前庭功能檢查就可以分辨，這點也是與椎動脈型頸椎病鑑別診斷的依據。

＊眼源性眩暈

眼源性眩暈多發病於青少年，主要由屈光不正等因素造成，尤其是散光最常見，與椎動脈型頸椎病的鑑別點為閉目時眩暈消失，此外，還有眼源性眼球震顫等症狀。

＊其他

其他需與椎動脈型頸椎病鑑別的還有動脈硬化，主要以高血壓病史以及椎動脈造影為鑑別；胸骨後甲狀腺腫則會壓迫椎動脈第一段，與頸椎症候群鑒別點為椎動脈造影；此外，長期臥床後引起的眩暈、貧血及神經官能症等，都需要與椎動脈型頸椎病做鑑別。

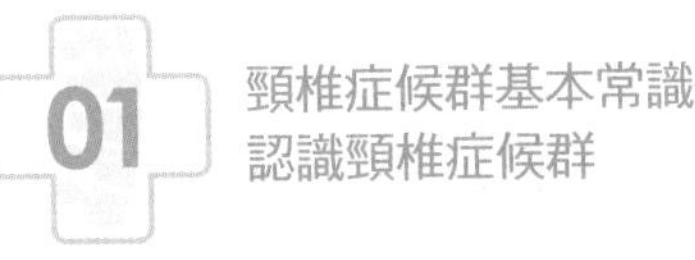

得了頸椎症候群怎麼辦？

趙先生是一名律師，前一陣子得了頸椎症候群，除了接受醫生治療之外，也在網路上蒐集到許多治療頸椎症候群的方法，他很好奇這些不同的治療方式之間有什麼不同的原理以及效果，還有，究竟該如何選擇對於自己最好的治療方式呢？

頸椎症候群是一種退化性病變，臨床上有不同分型，每一種頸椎症候群的治療方式也不盡相同。但是，治療方式雖然複雜，頸椎症候群並非絕症，若要穩定病情，預防復發，大多數的責任都在患者本身，除了及時到醫院就診檢查，找出病因與確定治療方式之外，需要倚靠患者本身的耐心與毅力，在日常生活中實施頸椎症候群的保養及預防，並且配合醫生的治療。治療頸椎症候群的方法有：

藥物治療

*內服藥

藥物治療通常用於頸椎症候群急性發作期，經常使用的藥物包含止痛劑、抗發炎藥物以及肌肉鬆弛劑、神經營養劑，主要目的是抑制發炎，緩解疼痛以及舒緩肌肉痙攣現象等。

其中，建議口服非類固醇類抗發炎藥物容易造成肝腎毒性，或是損傷腸胃消化系統，一般建議使用時間不要超過四個星期，一旦症狀解除，即可停藥。

當頸椎症候群發作時的局部疼痛過於劇烈，以至於日常生活受到影響，可以選擇在患部注射抗發炎止痛劑。要特別注意的是，反覆局部注射容易引起局部神經纖維化，損傷神經導，因此只能夠當作一種過度性治療的方式，不宜長期使用。

*神經阻斷療法

使用椎間孔阻滯和椎旁交感神經阻斷術，反覆進行單次阻斷或是置管連續注藥，都能得到很好的效果，是有效的治療方式。

物理治療

物理治療目的是輔導藥物或手術治療的效果，雖然屬於保守療法，但是仍需先諮詢過專業醫生、物理治療師等醫療人員的意見後才能進行。患者千萬不要任意自行使用頸椎牽引或運動輔助器材，或是隨意推拿、按摩，以免造成頸椎二度傷害。

＊熱療

進行物理治療或中醫推拿時通常會先進行熱療，平日在進行伸展運動之前，或是感到肩頸肌肉僵硬、疲倦時，利用局部熱敷也可以達到放鬆肌肉的效果。

熱療利用各種熱敷器具進行，例如熱敷墊、電毯、熱敷機、遠紅外線燈等，可以說是最常見的治療方式，局部熱療對於減輕肌肉痙攣、緩解肌肉緊蹦與疼痛具有不錯的療效。

＊電療

透過電療儀器的各種不同頻率組合，對於表層或深層肌肉進行刺激，以達到放鬆或輔助肌肉運動的效果。

＊頸椎牽引

頸部牽引儀器治療的原理，是採被動式的拉伸軀體與頸部，通常應用在頸神經根或椎間盤受到壓迫的情況，藉由緩慢的牽引，拉開頸椎之間的間隙，緩解神經根受壓迫的現象，並且改善椎間盤突出造成的症狀。

頸椎牽引適用於頸型、神經根型及交感型頸椎病，但是受到明顯壓迫的脊髓型頸椎病以及頸椎節段性不穩定的病患，不宜採用頸椎牽引治療。

此外，如果患者因為椎間盤或神經根受到壓迫，而接受頸部牽引治療，須依照醫師建議配合使用軟式或硬式頸圈，以防止拉開的頸椎間隙縮回去。配戴頸圈的時間長短應該依照醫師囑咐，患者不可以自行使用頸圈或居家型的頸椎牽引，以免造成頸椎損傷，得不償失。

*推拿

是指使用雙手在患者體表部位或穴位上，施以各種不同手法，以調節身體機能、病理狀態，達到防治疾病的目的。

就頸椎症候群而言，脊髓型頸椎病不建議進行推拿，其他型頸椎症候群進行推拿時也應該由專業人士施行，並且手法宜溫和，禁用旋扳手法。

*輔助運動器材

主要是利用運動器材輔助治療頸椎症候群造成的各種症狀，針對需要復健的肌肉群進行漸進式的運動復健，被動的伸展運動以及肌肉阻力運動。

頸椎退化導致的頸椎並主要採取保守療法，並且配合適度的運動增強頸部周圍肌肉的力量，並且聽從醫師的建議，運用輔助運動器材增加肌肉張力與柔軟度，加強肌肉及軟組織強度，達到提高頸椎穩定度的效果。

頸椎症候群患者需要長期並且穩定的治療，長期體育療法除了可以改善頸椎症候群的症狀之外，還可以改善頸椎及肩關節的功能，增強頸部肌肉、韌帶、關節囊等組織的張力，加強頸椎的穩定性。在活動中，由於血液循環加快，腦部及脊椎血液供應增加，可以達到減輕椎動脈型及脊髓型頸椎病的症狀。

除此之外，運動可使骨密度增加、防止骨質疏鬆，並且矯正不良的身體姿勢、減緩退化性病變，達到減少頸椎症候群復發的機率。

頸椎症候群患者的居家照護

無論是哪一型的頸椎疾病，對於患者來說最重要的就是落實良好的居家照護，才能確實幫助頸椎恢復健康。其中，居家照護的要點，就是在日常生活中落實均衡的營養，維持良好的睡眠品質，持續規律的運動，以及養成良好的生活習慣與正確的姿勢。

不過，經過醫師診斷，若屬於較嚴重的頸椎損傷，如骨折、椎間盤突出、骨刺等病症，且合併有頸神經根壓迫或關節移位之症狀者，便要進行手術治療。

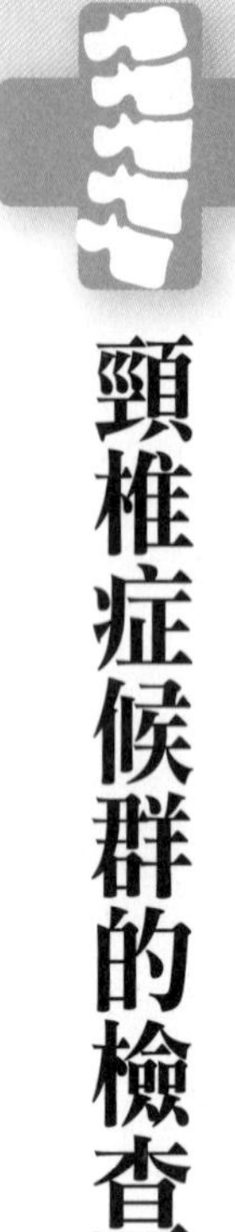

頸椎症候群的檢查

王太太平時喜歡在家做一些手工藝，家裡有許多她親手完成的縫紉、拼布、蝶谷巴特等作品，但是近幾個星期來，常常感到脖子痠痛，手臂還出現發麻的現象，拿針線縫紉時好像不太能使力。她把這情形告訴鄰居李小姐，李小姐告訴她，自己的公公患有頸椎症候群，有些症狀很類似，建議王太太儘快到醫院進行檢查。王太太想先了解，如果確診為頸椎症候群，必須做哪些檢查，會不會很昂貴？

頸椎症候群的檢查可以從以下幾個方向來著手，有了詳細的檢查，才能夠確認是否是頸椎方面的疾病，也更能確認是哪一種頸椎疾病。

物理檢查

一般著重於活動範圍、壓痛點以及頸椎試驗檢查。

*活動範圍

先透過觸診來檢查患部外觀有無明顯突出、側彎等結構變化，再配合其他物理檢查，例如頸部前屈、後仰及左右側彎角度是否正常，頸部關節活動範圍是否受限，肌肉有無痙攣，並且進一步觀察各部位是否有壓痛點或是有發燒、關節不適等其他全身性症狀。

*壓痛點

頸椎症候群早期發作時，棘突間的壓痛點往往與受累椎節部位一致，到了後期，因為椎間關節周圍韌帶鈣化及骨刺形成的關係，壓痛點會變得不明顯。一般來說，壓痛點如果在肩部附近，則表示肩部受累；若壓痛點出現在鎖骨上窩，則有前斜方肌症候群的可能性。

*頸椎試驗檢查

頸椎的活動範圍，可以通過讓患者做頸部前屈、後伸、側屈、旋轉等活動，並以量角器測量後，根據正常的活動角度，來研判是否活動受限。

前屈旋頸試驗，若頸椎出現疼痛，則表示頸椎小關節有退化性病變；壓頭試驗和引頸試驗如呈現陽性，則表示神經根受到因壓迫或引頸使椎間孔壓縮變小、變形導致脊神經受傷；臂神經叢牽拉試驗，若出現放射痛或麻木等陽性反應，表示有神經根型頸椎病的可能；上肢後伸試驗若出現放射性疼痛，則表示頸神經根或是臂叢神經受到壓迫或是損傷。

影像學檢查

影像學檢查包括頭、頸部的X光、電腦斷層（CT）以及核磁共振（MRI）等檢查，目的是直接評估頸部結構上的病變，例如椎間盤突出、骨刺、關節錯位、韌帶鈣化等問題。

＊X光檢查

主要可以觀察到頸椎的曲度、椎間隙等各部位是否有骨刺形成、椎管是否有狹窄、排列異常或側彎的現象，此外，患者如果出現頸肋、第七頸椎橫突過長、椎體先天性融合等畸形，也可從X光片中發現。如果醫生判別有必要進一步了解患者頸椎症候群的變化，也會進行動力性側位和斜位片的拍攝檢查。

＊X光片的判定標準

如果臨床表現之症狀與X光片所見的均符合頸椎症候群條件，便可以確診為頸椎症候群；如果患者具有典型的頸椎症候群臨床表現，但是X光片上卻未出現異常者，應該先排除其他疾病的可能性，才能確診為頸椎症候群；如果X光片上出現異常，但是患者沒有出現頸椎症候群的臨床表現，則應該進一步檢查是否為其他疾病。

＊電腦斷層檢查

電腦斷層和核磁共振，因影像清晰，辨別力高，而有助於發現頸椎症候群早期的微小變化，包含病理變化及發生在小關節上的改變，通常在X光檢查之後，如果需要做更深入的檢查，才會進行電腦斷層和核磁共振檢查。

藉由電腦斷層檢查，除了可以測量患者的骨質密度之外，還可以觀察到頸部軟組織及蜘蛛膜下腔的情形，藉以了解椎間盤、神經纖維及脊髓部位是否產生病變。除此之外，電腦斷層還能發現頸椎症候群患者是否有椎弓閉合不全、後縱韌帶骨化、椎管狹窄、骨質增生、脊髓腫瘤導致的椎管擴大等現象。

神經學檢查

主要檢查耳、頸、肩、前胸、上臂等頸神經分布區域、運動神經及深度肌腱反射。可用以評估頸神經是否受到壓迫，與肌電圖、神經傳導檢查互相配合，可以進一步確定是哪一條神經受到壓迫及其嚴重程度如何。

特殊的輔助檢查

包括血液及生化檢查，用以診斷或排除一些會影響頸部的全身性疾病，如風濕免疫系統疾病的類風濕關節炎、僵直性脊椎炎或是如腦膜炎、脊椎炎、骨髓炎等感染疾病，以及如骨質疏鬆、副甲狀腺疾病、代謝症候群等代謝疾病。

此外，腦脊髓液、肌電圖和腦血流圖檢查可以分別對脊髓型、神經根型、椎動脈型及其相應的鑑別診斷有參考性價值。

頸椎症候群的影像選擇

李老先生前一陣子發現自己的頸椎出現疼痛，女兒告訴他可能是頸椎症候群，要他儘快到醫院去檢查。上星期李老先生到了醫院門診，醫生向他解釋頸椎症候群的檢查項目，例如物理檢查、神經學檢查還有影像檢查，在影像檢查方面就包括了X光、電腦斷層及核磁共振檢查，使得李老先生感到困惑，難道要確定是否為頸椎症候群需要進行所有的檢查嗎？

要確診頸椎是否出了問題，除了問診和觸診外，最重要的就是一些理學的檢查，例如X光、MRI或是CT，這些檢查能夠幫助醫師更正確的判斷頸椎的哪個部分出問題，以及是哪一種型態的頸椎疾病。

頸椎症候群的影像檢查選擇

不同類型的頸椎症候群必須經由不同方式的檢查來確診，影像學檢查也是如此。雖然頸椎症候群的影像學檢查包括了頸部X光、頸段核磁共振（MRI）以及頸椎電腦斷層（CT），臨床上是以頸椎症候群的類型來選擇合適的檢查。

*脊髓型頸椎病

對於脊髓型頸椎病來說，X光檢查僅能見到典型的病理改變，如果要知道是否出現椎管矢狀徑變小的情形，應該要進行頸段核磁共振檢查，才能幫助確診。

*神經根型頸椎病

以X光檢查為主，選擇正位、側位及斜位，從X光檢查可以發現頸椎生理曲度變直、消失或反曲的現象，椎間隙變窄、病變椎體前後原有骨刺形成，頸韌帶鈣化、骨化等。如果在臨床診斷發現患者出現椎間盤突出的症狀，則可進一步做頸椎核磁共振檢查。

*椎動脈型頸椎病

大多患者會有典型骨刺增生、生理曲度改變、椎間孔及椎間隙狹窄的症狀，主要先進行X光檢查，拍攝部位為頸段側位、功能位以及頸椎張口位。需要進一步了解時，才進行腦血流圖、腦電圖或是椎動脈血管造影等檢查。

CT對頸椎症候群的判斷有什麼幫助

電腦斷層攝影（Computed Tomography）簡稱CT，將X光所照得的人體內影像，運用電腦處理成斷層影像的檢查技術。主要原理是利用人體組織對X光吸收的程度，用不同角度的X射線照射，然後由偵測儀器測出各組織的吸收量，將訊號傳入電腦，會顯示出被掃描部位的切面影像，藉此觀察組織內是否有病變產生。

CT檢查的過程快速、安全，也不會造成痛苦，相較於一般X光檢查，電腦斷層能夠更精確地顯示人體內部結構，協助醫師進行診斷。

CT對於頸椎症候群的適應症有以下幾種：

*先天性異常

透過CT檢查可以觀察到骨質和軟組織結構，了解患者是否有脊椎先天性畸形的情況。

＊針對各型頸椎症候群鑑別

神經根型頸椎病

因為ＣＴ可顯示椎間孔的骨性結構，特別是神經根、椎間盤及黃韌帶等在密度上的差別明顯，而這類型患者突出的椎間盤組織，通常會有密度增高的狀況，因此可透過ＣＴ影像發現。

脊髓型頸椎病

ＣＴ顯示椎體後緣骨刺、鉤突肥大、中央型間盤脫出、後縱韌帶骨（鈣）化、黃韌帶肥厚、骨性椎管狹窄等造成脊髓受壓迫而引起臨床表現。

椎動脈型頸椎病

ＣＴ圖像上顯示橫突孔變小，這就是引起椎動脈供血不足的主要原因，對椎動脈型頸椎病診斷有重要的價值。ＣＴ能夠測量出椎管的徑線及面積，並且藉由觀察椎管的狀態，來了解骨及軟組織在椎管內受到壓迫的程度，因此較能準確地診斷及定位椎管狹窄。

腫瘤及炎症

經由X光檢查確定病灶位置之後，CT檢查可以觀察到椎管及椎間孔以及血管是否受到侵犯，以及病變範圍內組織是否有壞死及鈣化的現象。

骨折或是脫位

X光檢查不容易觀察到寰椎骨折、椎弓骨折或是骨折片突入椎管、椎間孔等現象，藉由CT可以測量出病變對於椎管及椎間的侵犯程度。

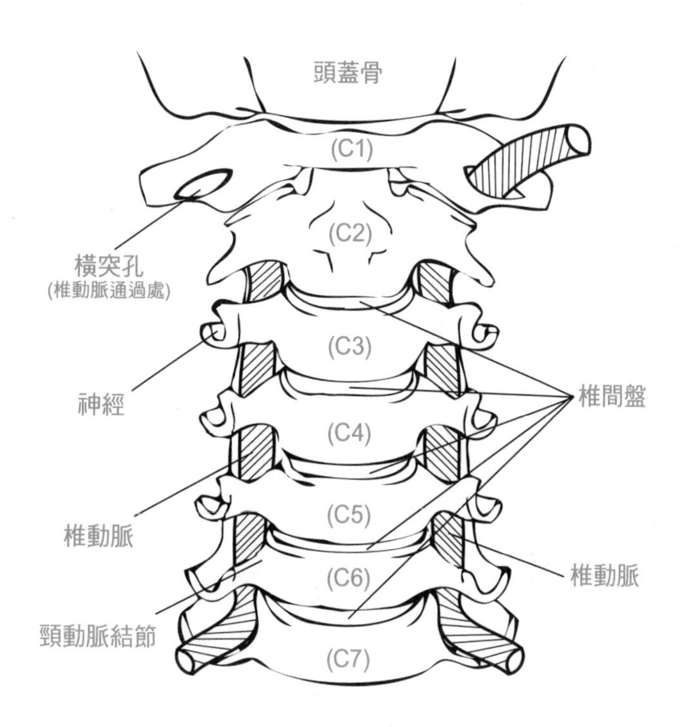

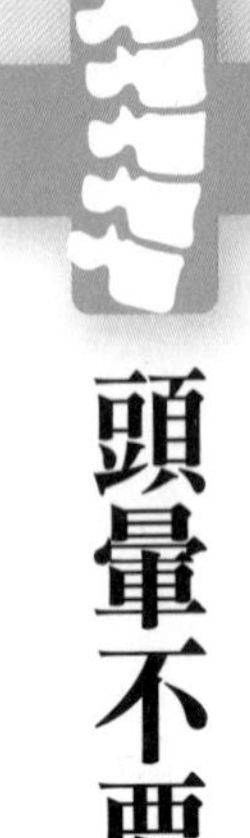

頭暈不要只會補血

淑惠目前是個某大學的博士生，平時除了讀書之外，還必須在實驗室中做實驗。由於課業的壓力很大，淑惠在睡前習慣在床上用手機看電影消遣。最近到髮廊燙頭髮，躺在躺椅上洗頭時，突然覺得頭暈。淑惠告訴母親此事，母親認為淑惠一定是因為課業繁重造成貧血，因此特地燉了一些補品給淑惠服用。但是經過了一個多月，頭暈的情況沒有改善，淑惠才去醫院檢查，診斷結果原來是得了頸椎症候群。

臨床上已知會造成眩暈的疾病多達數十種，例如眼底動脈硬化、高血壓、低血壓、心律失常、肺功能不全或是內分泌失調等，都會造成頭暈的現象，其中由於頸椎症候群變，導致椎基底動脈供血不足造成眩暈，是最常見的原因之一。

頸椎症候群引起的眩暈，患者會在頭頸部活動或是改變姿勢，例如後仰、突然轉頭或側屈時，出現本身與周遭物體旋轉或搖晃的感覺。眩暈症狀嚴重時，甚至會出現猝倒現象，甚至誘發腦中風。

眩暈症狀，是椎動脈頸椎病主要的臨床表現。椎動脈從第6頸椎橫突孔進入，向上經第一頸椎，也就是寰椎橫突孔穿出而上達腦部，供應大腦後約五分之二部分及腦幹的血液，且負責內耳聽覺以及平衡功能的血液來源，就是依賴椎基底動脈的內聽支供給。因此，當椎基底動脈供血不足時，就會出現包括眩暈、耳鳴及耳聾等現象的內耳症狀。

如果頸椎屈伸的動作，對椎動脈張力影響不大，就不會引起供血障礙，但是在向某一側旋轉、側屈時，會因為增加該側椎動脈張力而導致供血量減少。發生這種情形時，正常人可由另一側的椎動脈進行代償作用，確保大腦、脊髓、脊神經根獲得的供血量是正常的，但是對椎動脈型頸椎病患者來說，由於是椎節失穩後造成鈎椎關節鬆動、變位，並且逐漸發生骨質增生髓核脫出等症狀，而壓迫到椎動脈而引起血管痙攣、狹窄等改變，才會導致供血不足的情形。

頸椎症候群造成的前庭神經核缺血性病變所引起的眩暈，屬於中樞性眩暈症，持續的時間較短，發病時患者會出現輕度失神及運動失調，或行走不穩、斜向一方等表現之症狀，通常數秒至數分鐘就會消失。

如果是出現周圍性眩暈症，且引起的眩暈不伴隨意識障礙，則是頸椎症候群造成的迷路缺血性病變，部分患者會出現噁心，急性發病時，少數患者會出現複視、眼球震顫、耳鳴及耳聾等症狀耳鳴、頭痛、暈眩等症狀是頸椎症時常出現併發症，因此患者常會誤以為是偏頭痛或貧血，而長期自行胡亂吃藥或是食用補血用之中藥材，這樣反而造成病情加重。

當頸椎症候群發生眩暈時，門診檢查時醫生通常在患者頸枕部會發現壓痛點，也會進行頸部X光檢查或是椎動脈造影。此外，如果需要了解腦血管內的血流速度、氧含量及血管壁彈性的變化，可以進行腦血流圖。

此外，頸椎症候群發生的眩暈，很容易與梅尼爾氏症等其他眩暈症造成誤診，所以更應該要進行而前庭試驗等檢查以鑑別。

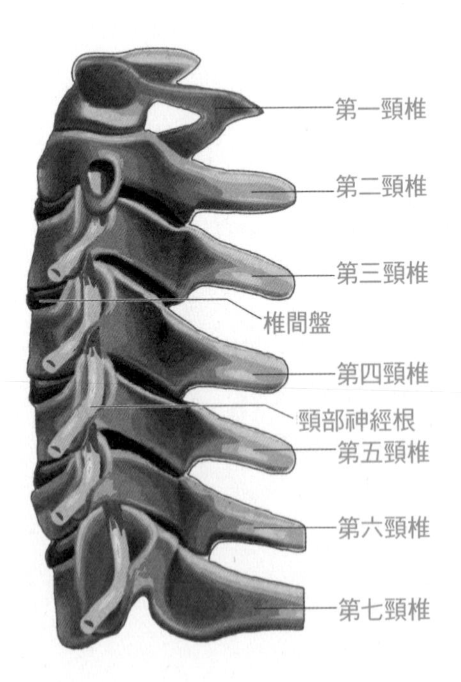

為什麼青少年也易罹患頸椎症候群？

小陳今年25歲，剛從大學畢業，還沒有找到工作，平時沉迷網路遊戲，經常一整天待在網咖裡，甚至熬夜上網。連續幾個月下來，小陳的脖子出現疼痛的現象，原本以為休息幾天就好，卻一直不見改善，家人強迫他到醫院檢查，結果是得了頸椎症候群，令他覺得很驚訝，自己明明很年輕，為什麼會罹患這種因為退化造成的疾病。

根據臨床統計，近年來因肩頸不適而就醫治療的患者明顯變多，原本好發於老年人的頸椎症候群，現在卻不乏年輕學子也罹患此病症。

導致青少年頸椎症候群明顯上升的原因有以下幾個：

＊長時間讀書或是使用電腦

不論是低頭讀書或是盯著電腦螢幕，長時間重複、保持這種過分專注和僵直的姿勢，容易造成肌肉勞損，頸椎負擔過重，加速頸椎的退化性病變，而且在久坐的同時，無意中養成彎腰駝背的習慣，導致頸部肌肉長期處於非協調的受力狀態下，很容易就誘發頸椎間盤突出，造成頸椎症候群。

*運動傷害

青少年從事的運動大多較為激烈運動，而青少年大多在運動時不去注意做好保護措施，因此導致造成頸椎傷害的機率提高。

*日常生活習慣不良

姿勢不正確，例如經常在車上看書、躺在床上看電視，或者在坐車的時候打瞌睡，這些習慣都不利於頸椎的健康。

*過度使用手機

不少人青少年滑手機成癮，根據醫學研究，每天連續一小時專注低頭滑手機，只要一個月就會造成頸椎傷害。

*營養不均衡

與頸椎症候群有關的營養素包含了蛋白質、鈣、鎂、磷、維生素B群、維生素C及維生素E等，此外，對於關節軟骨及結締組織有益的營養素還有膠原蛋白、葡萄糖胺。如果平日攝取的營養不均衡，就會影響骨骼細胞的新陳代謝以及修復功能。

*忽略頸椎症候群的症狀，沒有及時就醫

由於頸椎間盤突出早期的症狀不明顯，也不會為患者帶來太大的痛苦與困擾，所以，有些年輕人自認身體健康，不覺得頸椎會出什麼狀況，因而不將頸椎間盤突出的嚴重性當一回事，也因此，很多年輕人會意識不到頸椎間盤突出的症狀已侵襲身體。如果再加上工作繁忙，即使已感受到病症，卻也往往一拖再拖，而不去醫院及時作檢查和治療，這就給頸椎間盤突出製造了危害年輕人的機會。

由此可知，青少年要預防頸椎症候群，平時就應該養成良好的生活習慣，避免不良的姿勢，並且維持均衡飲食，適度的休息。一旦出現症狀，也應該要儘快就醫檢查，才能降低頸椎症候群造成的傷害。

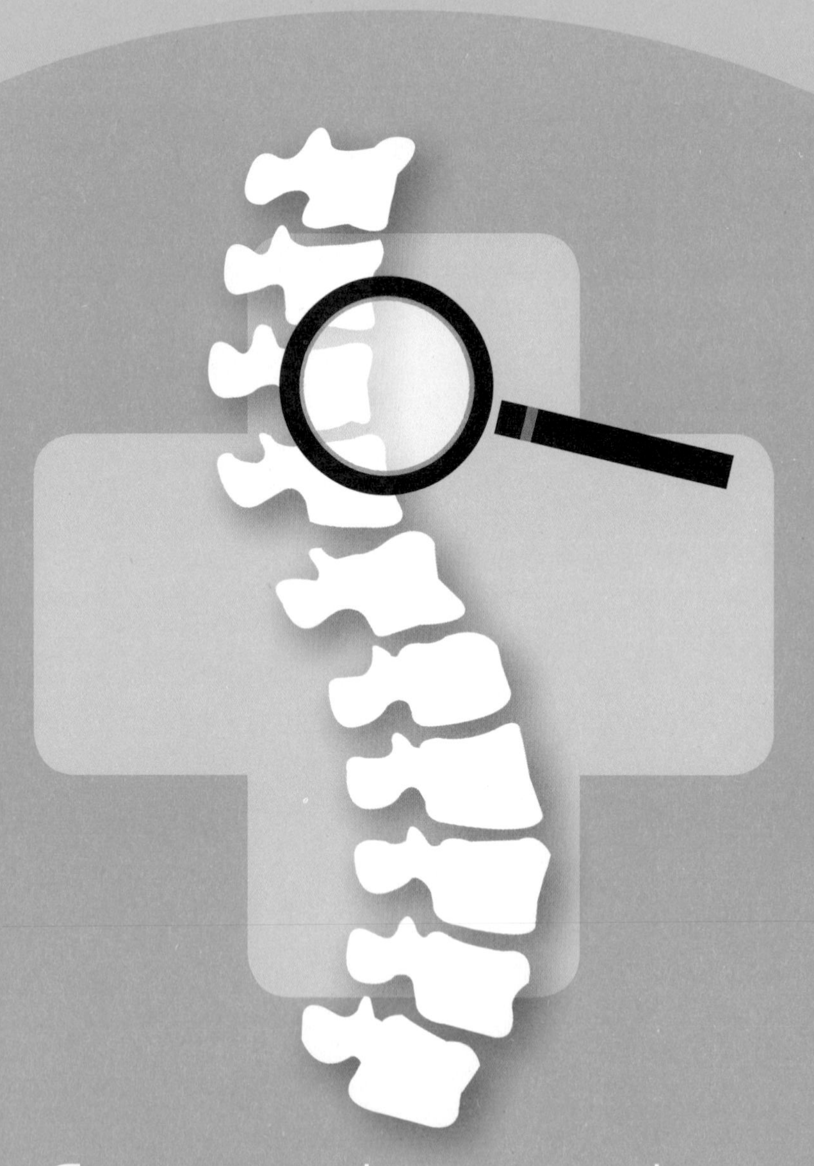

Cervical vertebra

頸椎症候群患者最關心的問題——頸椎狀況 15 問

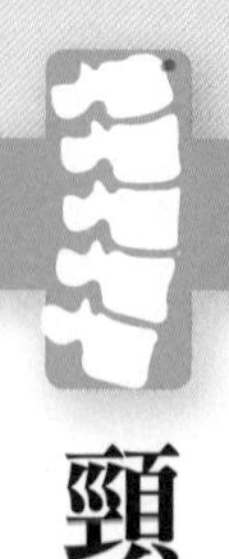

頸部疼痛一定是頸椎症候群嗎？

頸部出現疼痛的現象，除了可能是頸椎症候群引起的之外，還有可能是其他疾病所造成。而且頸椎症候群患者不一定出現頸痛的現象，而有些患者雖然頸部會疼痛，但是X光片卻沒有發現頸部異常，因此，除了必須先了解除了頸椎症候群之外，還有哪些疾病會引起頸部疼痛。一般常見的有以下幾個：

＊頸部肌肉勞損

亦稱為頸肌纖維肌炎，是因為軟組織反覆受到急性與慢性的損傷，而引起頸部肌肉發生無菌性炎症，刺激頸部肌肉產生持久收縮，導致頸部肌肉因緊張而長期痙攣，使患者感覺頸部僵硬以及劇烈疼痛。

＊落枕

當睡覺姿勢不正確、扭傷頸部、或突然受到風寒濕邪等入侵頸部，導致頸椎關節出現錯位而引起頸部疼痛，屬於單純急性頸部軟組織損傷，這種疼痛多為突然發作，在脖子轉動時疼痛的症狀會加重。值得注意的是，落枕可能是頸椎症候群的先兆，如果頻繁發生落枕的現象，就要多加預防頸椎症候群的發生了。

＊頸部外傷

頸部外傷常見於肌肉拉傷，如撞擊、跌倒、車禍、扭傷等外部因素，引起頸部肌肉、骨骼等損傷，而出現頸部疼痛。此外，如果頸部肌肉局部被撕裂，就會出現出血、水腫等炎症性刺激反應，除了導致疼痛、痙攣，使頸部活動受到影響，如果有骨折狀況，疼痛就會加劇。頸部外傷引起的病因比較容易鑑別區分，但是如果不及時處理，就很容易會轉變為慢性頸椎問題。

＊冠心病放射痛

頸部出現放射痛的患者，可能患有心臟冠狀動脈的疾病，當激烈運動或是情緒起伏大時，心肌缺血與缺氧就會誘發心絞痛。要特別注意的是，只有出現頸部放射痛而沒有出現典型心絞痛的患者，要警覺是否有冠心病的發生，以免引起嚴重的後果。

*感染性疾病

化膿性病灶、頸部癢腫、結核性病灶等大多會出現頸部腫脹，甚至有膿液滲出。除此之外，頸部有豐富的淋巴系統，咽喉部的炎症很容易會擴散到後頸部，引發頸部肌肉的炎症、滲出和浸潤，還會造成頸部肌肉痙攣、肌張力異常、壓迫神經根。當頸部發生這種感染性炎症時，很容易會誘發或是加重頸椎症候群，而當炎症消退時，頸椎症候群症狀也會同時緩解或消除。

*風濕性疾病

如類風濕關節炎、肌筋膜炎等非細菌性炎症疾病，這一類疾病疼痛範圍廣泛，但是較沒有劇痛的感覺。

風濕性關節炎通常發生在第一、二節的頸椎關節部位，造成脖子僵硬、疼痛；多發性風濕肌痛症好發於老年人，患者會出現全身無力的症狀，併發大腿、肩膀疼痛，並且血中發炎指數增加。

*腫瘤轉移

由於肺尖部周圍有許多神經，當肺尖周邊部發生癌變時形成肺尖癌時，因為腫瘤不斷擴散，壓迫或侵犯這些神經，導致常見的臨床表現是肩臂部疼痛，使患者出現類似五十肩的症狀，例如關節腫脹、肥大、疼痛等缺乏一般肺癌的典型症狀。

＊頸動脈剝離

分為自發性或是外傷等兩種原因所引起，會出現頸部和同一側眼眶與頭的疼痛。頸動脈剝離可以從血管攝影、頸動脈超音波和磁振攝影作出確診。

＊頸椎先天性畸形

患有頸椎先天畸形的患者，通常在30歲以內發病，而且罹患頸椎症候群的機率高出一般人二倍以上。

由此可知，許多疾病都可能會引起頸部疼痛，最好到醫院進行各種確診，不要認為脖子痠痛是小事，而錯失了早期治療的機會。

中老年人都會患頸椎症候群嗎？

何媽媽今年55歲，在公司負責檔案室的管理，有幾位一起工作多年的老同事前後患了頸椎症候群，他們的年紀都與何媽媽相仿，讓何媽媽很擔心自己也會得到頸椎症候群。這一陣子何媽媽的脖子感到特別僵硬，肩頸常覺得痠痛，讓她擔心頸椎病是不是終於發生了。到了醫院請醫生開立頸椎症候群的藥，醫生在初步了解之後，建議何媽媽做進一步的檢查，才能知道她是否真的罹患了頸椎症候群。

根據臨床統計，頸椎症候群患者越來越多，其原因除了與生活方式改變有很大的關係之外，頸椎症候群的發病與年齡是否有著密切的關係呢？答案是肯定的。

頸椎的生長與退化

人類與爬行動物不同，體重全由脊椎和脊背肌肉來支撐與負擔，而頸段在整個脊椎中的脊柱是體積最小、活動量最高、運動方向最多、靈活性也最強的部分。不但如此，頸椎還要支撐重量比本身重好幾倍的頭顱。因此，依照頸椎的結構與功能特性，很容易就因為外傷、勞損和退化等諸多原因而造成病變。

此外，隨著年齡的增長，人體各部位的磨損也會日益增加，同樣的，頸椎也會發生各種功能上的退化。其中，頸椎症候群發生基本關鍵就是椎間盤的退化性病變。因此，如果頸椎沒有妥善保護及保養得宜，隨著年紀增長就會因為各種物理、化學、微生物及精神、情緒、不良的生活習慣及姿勢等損害，發生結構與功能的弱化，導致頸椎症候群發生機率的提高。因此，頸椎症候群的發生與年齡的增長是息息相關的。

與頸椎症候群相關的退化性病變

*椎間盤退化性病變

與人體其他臟器組織一樣，椎間盤也有生長發育與衰老的兩個過程，從幼年時間到青年時期，椎間盤以生長發育為主，30歲起開始發生退變，衰老的表現會逐漸明顯，而逐漸老化的椎間盤，也越容易造成損傷。

*韌帶退化性病變

韌帶主要的作用是加強骨頭與關節之間的穩定性，但是韌帶同樣會隨年齡增長、椎間盤退變、關節增生等原因發生退變而逐漸失去彈性。

＊關節增生

關節參與了頸椎的任何活動，隨年齡的增長，關節活動次數越多，磨損也越嚴重，因此發生關節老化、退變的現象。關節退化首先會出現關節軟骨變薄、關節間隙變小的症狀，接著關節邊緣發生骨質增生，增生後的堅硬骨質限制了關節的活動，導致頸椎活動受限。

退化性病變是生理的自然過程，因此中老年人容易罹患頸椎症候群也就不足為奇。但是根據調查資料顯示，近年來頸椎症候群的高發年齡已經從平均年齡55歲降至45歲了，而且30歲到39歲的患者也增加了許多，可見頸椎症候群的發病年齡已日趨年輕化，這顯然與生活形態有很大的關係。

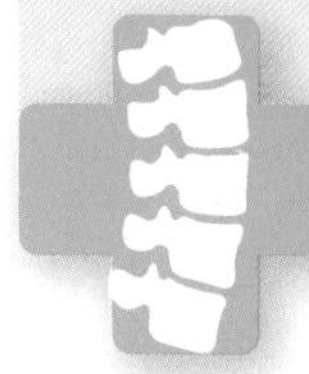

頸椎症候群會累及哪些神經？

邱老先生是一位退休人士，因為時間空下來了，所以參加了長青社團，想要多參加一些活動，也能學習些新的知識。最近社團開了電腦班、手機班，邱老先生為了跟上時代就報名上課了，還買了一台電腦，也換了智慧型手機，每天花在上網的時間越來越多。

上個月，邱老先生發現自己常頭痛，脖子和肩膀也出現疼痛的現象，打噴嚏或咳嗽時疼痛更加明顯。一問之下，跟他一起上課的王老太太也出現不適的情況，只是不同於邱先生，王老太太主要是手臂出現麻木的感覺。兩人約好一起去看醫生，結果醫生告訴說他們都得了神經根型頸椎病。這讓他們感到疑惑，同一種疾病可能出現不同的症狀嗎？

頸神經根的神經纖維分布於上肢、肩部、手部等部位，當頸椎退化或出現急、慢性損傷，而使神經根受到病理性壓迫、刺激時，相對應的神經分布區就會出現麻木、疼痛的現象。

神經根型頸椎病因為受壓迫的神經根位置不同，而出現不同的神經損害，因此臨床表現也就有所差異。一般來說，常見的神經根型頸椎病的臨床表現為頸、肩、臂出現放射性劇烈疼痛、手指麻木。病症自頸部開始發作，逐漸沿著肩、手臂、手肘、手部的順序發展，同時也會有背部痠、脹疼痛不適、上肢肌肉無力等症狀出現。過於勞累或是受涼時，更加容易誘發症狀出現，或是加重病情。

神經根型頸椎病急性期時，患者經常痛得無法轉向患側，當頭頸姿勢不對、騎車、手持重物或是咳嗽、打噴嚏，甚至深呼吸時，都會使症狀加重。當急性期過後，雖然疼痛會逐漸減輕，但患者的手部及手指仍會有麻木、痠脹感，逐漸的上肢會出現發沉、無力、握力減退、肌肉萎縮、手指不靈活等症狀。

以下為單一椎節病變，受累神經出現的症狀

受累神經根	症狀表現
頸5脊神經根	位於頸4、5椎節，引起三角肌部位，即肩外側區的症狀。經常出現頸痛，經肩膀至上臂外側和前臂橈側至腕部，會有放射性疼痛及麻木。
頸6脊神經根	位於頸5、6椎節，引起三角肌、前臂外側至拇指部位的症狀。經常出現前臂橈側至拇指、食指發麻。
頸7脊神經根	位於頸6、7椎節，引起沿上臂的前臂的背側至中指的症狀。經常出現前臂橈側至食指、中指麻木。
頸8脊神經根	位於頸7、胸1椎節，常引起沿上臂、前臂的內側至小指的症狀。經常出現前臂尺側和小指、無名指麻木。
頸1至4脊神經根	位於較高頸1至4椎節。常出現頸、枕部疼痛，甚至向頂部、偏頭放射至眼眶。

臨床上常見到多椎節病變，引起的症狀為多根手指麻木，例如當頸6、7、8脊神經同時受累時，就會出現五根手指都發生麻木的現象。

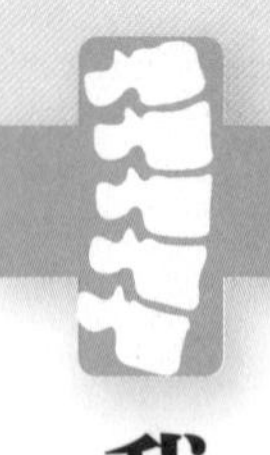

我們該如何進行頸部衛教？

劉小姐是個文字工作者，長期在電腦前趕稿子，經年累月下來，造成頸椎症候群發生。醫生說這是因為頸椎間盤的退化性病變造成，臨床上有許多像她一樣長期需要低頭的工作人員都患有頸椎症候群，提醒她除了進行治療之外，平時應該要多注意頸椎的保養。

想要健康，都必須注重平時的保養，頸椎也不例外，我們特別從姿勢、飲食、睡眠、運動和心情幾個方面來看看，該如何保養，才能讓我們有個健康的頸椎呢？

＊姿勢

許多人都會忽略姿勢的重要性，走路彎腰駝背、夾著電話打字或是翹二郎腿等，長期下來會壓迫頸椎，引起骨刺、脊椎側彎、頸椎症候群，都是應該要避免的姿勢。

健康的姿勢指的是肌肉本身的張力在最適當的狀態下，能協助脊椎支撐身體，保持軀體直立的狀態。

採取坐姿時，要注意保持身體的正常生理曲度，避免過度用力，否則會使脊椎周邊肌肉、韌帶因受到牽拉而加重負荷，導致肌肉群痙攣與慢性勞損。此外，要維持正常的生理曲度，必須在身體做放鬆的狀態下，可以利用靠墊等道具，或是直接選擇人體工學座椅，使肩背及腰臀都能得到最佳的支撐。此外，辦公時手臂儘量可以放置在辦公桌上，才不容易產生疲勞。

*飲食

頸椎症候群是因為頸椎及週邊組織的退化性病變而引起，均衡的營養可以預防及改善頸椎症候群的症狀。每一類的食物所提供的營養素不同，因此應該從六大類基本食物中均衡攝取，包括全穀根莖類、蔬菜類、水果類、魚肉蛋類、乳製品類、油脂與堅果類。此外，膠原蛋白、葡萄糖胺對於軟骨及結締組織有保養及修復的功能，可以適度攝取。

*睡眠

睡眠最重要的作用是使身體獲得充分的休息，當人體進入睡眠狀態時，肌肉會開始鬆弛，各組織器官的運作也會維持在最低能量需求的狀態，脊椎也能放鬆、恢復。

當人體站立或是坐姿時，脊椎會受到各種姿勢改變而承受不同程度的壓力，睡覺時則可以將脊椎承受的壓力降低，而且頸椎周邊的軟組織也能同時放鬆，減少對頸椎骨的牽拉與摩擦。因此，睡眠有助於幫助恢復頸椎的生理功能，預防頸椎退化病變。

正確的臥姿可以拉開平時受壓的脊椎骨間隙，回到正常的位置，並且使移位的髓核回到中心處，補充流失的水分，促進代謝廢物的功能。

睡眠時應注意床墊的軟硬度以及枕頭的高度。最好選擇可以支撐背、腰及臀部，符合人體工學的床墊；枕頭則以9至12公分高度，軟硬適中為佳。

*運動

目前臨床上公認，伸展運動對於頸椎症候群造成的慢性疼痛具有緩解的作用，而且也是頸椎症候群長期的有效輔助治療方式。

頸椎症候群造成的肌肉緊繃、僵硬，會限制身體的活動，還會造成局部血液循環不良，導致肌肉、關節與肌腱韌帶因過度牽拉而造成疼痛。當肌肉無法正長得到氧氣與養分時，便會產生疲勞，使脊椎及周邊軟組織受損，誘發頸椎症候群的發作。

而適度的運動可以伸展筋骨，強化肌肉與韌帶，並且促進全身血液循環。另一方面，伸展運動還可以降低肌肉張力，維持彈性，可以說是預防疼痛與防止肌肉功能失常的最佳方法。

＊心情

在節奏快速的現代社會，許多人處在高壓力與緊張狀態的環境下工作，也因此造成肩頸背部的肌肉時常維持在緊繃的狀態之下。

肌肉緊繃會壓迫到肌肉內部的血管，使得血流不順暢，導致肌肉組織無法正長獲得氧氣與養分、代謝廢物，逐漸導致肌筋膜炎，同時也會造成頸椎症候群的發生或是加重。

因此，高壓力族群應該要改變生活形態，將生活步調放慢，調整看待事物的觀念，避免自我要求過高，適度休息與運動，使心情得到放鬆，對於改善頸椎症侯群帶來的症狀也能有所改善。

＊自我保養

頸椎症候群患者在日常生活中應注意勞逸節合，每工作一小時應休息至少15分鐘，活動一下筋骨，並在起居生活中，透過合理的生活方式，達到自我保養與輔助治療的目的；注意頸部的保暖，應避免著涼與過於潮濕的環境，冬天外出戴上帽子與圍巾，夏天在空調環境中也應該要保暖；此外，在鍛鍊上持之以恆，與醫師討論之後，每天定時做自我保健按摩。

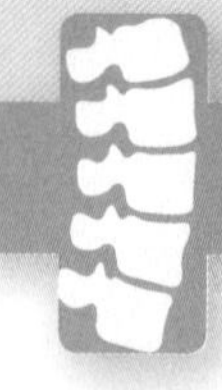

頸椎症候群與肩周炎有什麼不同呢？

身為雜誌社總編輯的蔡小姐，每天的工作跟電腦息息相關，在截稿日之前，更時常加班到深夜，除了外出用餐、上廁所之外，幾乎都是坐在電腦前工作。長期以來，蔡小姐時常會感到腰痠背痛，她也聽說文字工作者是頸椎症候群好發族群。

最近幾週來，痠痛的症狀變得更嚴重了，甚至還出現頭暈，手麻的現象。蔡小姐覺得自己應該得了頸椎症候群，到醫院檢查後，醫生告訴她，從症狀看起來有可能是頸椎症候群，但無法光憑外在表現確診，必須進一步檢查，才能與肩周炎，腕道症侯群等疾病鑑別。

肩周炎的學名為沾黏性關節囊炎（adhesive capsulitis），又稱為「凍結肩」、「冰凍肩」，因為此病症好發於五十歲左右，因此也俗稱「五十肩」。

肩關節僵硬、疼痛為肩周炎最明顯之症狀，患者可能會雙手無法高舉，甚至無法做梳頭髮、抓背甚至穿衣服等動作，更可能因疼痛而失眠難以入睡。

肩周炎症狀

肩部的疼痛初期為陣痛，並且隨著時間加重，範圍逐漸擴散至頸椎以及上肢。肩關節活動包括上舉，內外旋轉，外展等動作，也都隨著病情發展逐漸受限。臨床上分為疼痛期，冰凍期與復原期，每個時期持續數個月之久。

除此之外，肩周炎患者的肩部變得怕冷，對氣候的變化十分敏感。經過前述的出診分析，由此可知，肩周炎與頸椎症候群的共同點，是表現在肩頸部位的疼痛症狀。

肩周炎與頸椎症候群相似之處，在於頸椎症候群中的神經根型頸椎病，當病理變化發生在頸椎第5節以下，會引起單側或是雙側肩頸疼痛；而肩周炎症狀嚴重的病人，疼痛的症狀也會放射至同側上臂、前臂及頸部與枕部。同時，頸椎症候群和肩周炎容易發病的族群皆為中老年人，因此在好發年齡上也相當類似。

為了能夠即時準確的對症治療，主要會透過病史詢問、臨床症狀、理學檢查及X光等方面來鑑別區分頸椎症候群與肩周炎。

肩周炎和頸椎疾病的症狀和不適點都不同

頸椎症候群初期通常是先出現頸、枕部的不適，可能有頸部受到外傷，或是反覆落枕的現象；肩周炎初起一般以局部肩痛為主要症狀，目前病因不明，但根據臨床統計，糖尿病、類風濕性關節炎、心臟病患者都有發生五十肩的風險，還有運動傷害及車禍也會造成五十肩。

神經根型頸椎病造成的頸肩部疼痛，呈現放射性，並且有觸電樣的感覺，同時伴隨手指麻木等神經根支配區受壓迫的表現；肩周炎的疼痛基本上局限於肩部，是屬於感覺比較遲鈍、有痛感伴隨著麻痺覺的鈍痛，肩關節功能出現障礙，好發於夜間。

頸椎症候群引起的頸肩部疼痛，一般在肩部沒有壓痛點，但是在肩背及頸項處會有壓痛，雖然有頸部疼痛及活動障礙等問題，但是肩部的活動功能正常，可以進行肩關節的外展、放置等動作。

肩周炎在肩部的肌腱、關節囊等處的有明顯壓痛點，導致肩關節運動功能明顯受限，但頸部活動不受障礙。如果進行臂叢牽拉等試驗，頸椎症候群患者檢查結果通常呈現陽性，而肩周炎患者則會呈現陰性。

通常頸椎症候群患者在頸椎X光片上，頸椎的生理曲度會發生的變化，還會出現骨質增生及椎間孔變小等現象；但是，肩周炎患者的頸椎部X光檢查，除了可能有因為年齡造成的老年退化性病變表現之外，其他則皆屬正常。

要特別注意的是，因為頸椎症候群與肩周炎都屬於老年性疾病，因此有可能同時存在。例如，頸椎症候群導致的肩周炎，臨床上稱為「頸肩症候群」。因此在診斷時應更注意兩者的鑑別，以便能準確地對症治療。

頸椎症候群和中風有何關係？

65歲的馬教授半年前因為血壓升高到醫院檢查，結果醫生告訴他除了高血壓之外，他同時還有頸椎症候群，囑咐他要按時吃藥，否則可能會引起更多併發症。剛開始馬教授很認真地按時服藥，並且注意避免不良的生活習慣，經過6個月的時間下來，卻因為症狀改善許多而漸漸鬆懈。馬教授又開始熬夜、飲食不正常，有時候還忘記吃藥，結果就在上週午睡時一覺不起。經過家人緊急送醫，醫生診斷為中風發作。

根據頸椎的生理與病理特性，頸椎症候群的確有引起中風可能性。

正常的椎間盤富有彈性，因此經由頸部活動而產生的頭部活動，不會造成椎體前後錯位的現象。但是隨著年齡增長，身體各部位發生退化性病變，頸部肌肉、韌帶也因為勞損的緣故，導致固定頸部關節的力量和功能逐漸減弱，造成頸部關節在低頭或仰頭時失穩、錯位。

而由於頸椎結構的特殊性，頸部神經負責傳達脊椎神經、交感神經傳達至全身的指令，而控制上肢活動與感覺的神經也位於自頸部，還有負責腦部血液循環的動靜脈血管也必須通過頸部結構，才能提供中樞神經賴以生存的葡萄糖和氧氣。因此，當頸椎發生病變時，引起的症狀與影響廣泛，而且複雜，中風就是其中一項因為頸椎症候群而併發的病症。

當頸椎間盤發生錯位的情形時，會造成附著在椎體邊緣的纖維環反覆牽拉而刺激到椎體邊緣，導致骨質增生，而後壓迫到椎動脈，造成腦部供血不足；也會刺激

不當按摩造成中風

現代人常有頸部肌肉僵硬痠痛的毛病，大部分是因為生活緊張、壓力和姿勢不良等緣故所造成，注意姿勢、適當讓自己放鬆、運動、擁有充足的睡眠則是基本的自我保健法則。然而，頸椎症候群患者若是藉由推拿、按摩、整脊治療來緩和痠痛或是保養頸椎，切記要謹慎進行，以免沒有得到治療效果，反而造成頸椎的二度傷害。

手法過於用力、粗糙或是過度推拿按摩頸部、整脊治療時，突然用力過猛的扭轉脖子，都可能造成頸部血管、脊椎或脊神經根的損傷，症狀輕時，會感到肩頸及手臂的神經痛，而症狀嚴重時，則是造成癱瘓甚至腦中風，威脅到生命危險。因此，要進行按摩、復健等手法治療頸椎症候群之前，應該先諮詢專業醫生的建議。

椎動脈，使椎動脈出現痙攣、收縮或是扭曲變形的症狀，並致使椎動脈的功能出現障礙，而出現腦部供血不足之現象。這種頸椎症候群的情形，除了導致臨床上出現的噁心、頭暈、耳鳴、視物模糊等症狀之外，對於好發腦動脈硬化之症狀的中老年人來說，更加容易形成血栓，造成中風。

如何區分頸椎症候群與中風？

據臨床統計，大多數腦中風患者有高血壓、冠心病、糖尿病等病史，當中風發病時相當急速，患者會感到肢體麻木或無力，但是不會感到疼痛；此外，因為腦動脈缺血引起的中風，還會出現突發性的視力模糊、半側臉部麻木、偏癱，或是突然耳鳴、暈眩、說話速度遲緩、理解出現障礙，嚴重時會出現喪失平衡感及協調性以及無故跌倒等症狀。

而頸椎症候群患者則大多會出現肩頸部疼痛、僵直、活動受限，並且按壓患者的頭部及頸椎時，疼痛和麻木感會加重。

因此，中老年人尤其是患有心、腦血管疾病者，應該定期檢查，如果出現無誘因的疲乏、頭暈、肢體麻木等症狀，應及時就診確定病因，以免耽誤治療的最佳時機。

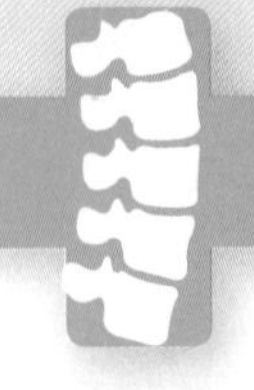

頸椎症候群患者如何選擇床？

莊小姐是一名小提琴演奏家，經常到世界各地參加演出，由於長時間維持同一個姿勢，莊小姐時常感到上臂、手腕、肩頸痠痛僵硬。今年初進行健康檢查時，診斷她得了頸椎症候群，醫生告訴她，除了進行治療之外，居家照護也很重要，例如寢具的選擇。那麼，頸椎症候群患者應該如何選擇適合的寢具呢？

一個成年人每天睡眠的時間超過六個小時，也就是說一天當中有四分之一的時間在床上度過，而根據臨床治療經驗，患者可透過矯正脊椎，達到輔助治療頸椎症候群的功效，如果床墊不符合人體脊椎生理曲度，會使人不斷翻身，以致無法進入深層睡眠，導致無法消除白天的疲勞。因此，是否能藉由完整的睡眠時間進行修復，在選擇符合生理需求的寢具這件事情上，對於頸椎症候群患者來說就顯得格外重要。

而有許多人在選擇床墊時，會有一些錯誤的認知，例如聽信「硬床對脊椎最好」的說法，但是盲目選擇硬床，反而破壞了睡眠品質，影響脊椎病的病情；還有些人認為越貴的床墊越好，反而忽略了要實際在床墊上感受是否適合自己。

該如何選擇合適的睡眠工具？

首先，平躺在床墊上15分鐘左右，就可以感覺到睡意，這就是真正適合你的床墊。因為好的床墊、枕頭既能符合人體脊椎生理曲度，又可減少對人體的壓力。其次，在選購時躺在不同型號的床墊上作一個小測試，躺好後將腿向上屈伸，測試你的腿部在這張床墊上，可以伸展出多大的力量，當腿部力量可以發揮到最大時，就表示這床墊最符合自身脊椎生理曲度，因此這時脊椎神經最為通暢，而腿部也可以展現最大力量。

除此之外，一個合適的枕頭也可以使頸椎症候群患者，利用睡覺時讓頸椎恢復正常曲線，如果長期使用高度不符合自身頸椎曲度的枕頭，那麼當頸肩部肌肉在熟睡後，處於完全放鬆的狀態之下，只能靠椎間韌帶和關節囊的彈性，來維護椎間結構的正常關係時，不合適的枕頭很容易會使頸椎某處屈曲過度，導致此處的韌帶、關節囊不正常牽長並造成損傷，引發頸椎失穩、關節錯位等症狀，長期下來就會發展成頸椎症候群。也就是說，枕頭應該是枕頸，而不是枕頭。

目前醫學上認為效果較好的產品是記憶枕，好的記憶枕具有吸收人體壓力的功能，不會壓迫頸動脈且對頸椎有一定的支撐度。但其材質亦有好壞之分，因此在選購時應避免購入混了其他大量材質，且不具備正常記憶棉功效的記憶枕。

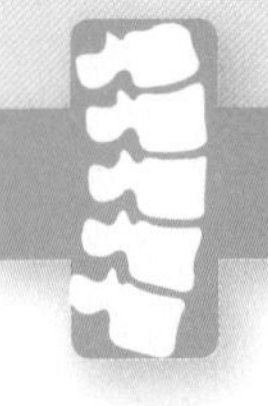

頸椎症候群為什麼會引起頭痛？

張老先生罹患頸椎症候群多年，一開始是枕頸部出現疼痛的現象，但是近兩年來頭痛的次數越來越頻繁，回診時醫生告訴他原因，並且建議他，可以針對自己的頸椎症候群類型選擇採取藥物、針灸、推拿牽引、物理治療、手術等多種方式進行治療。

頭痛是一種常見症狀，很多疾病都會引起頭痛，而許多人會選擇吃止痛藥的方式來解決頭痛問題，這種做法其實是貪圖方便，治標不治本的方法。會引起頭痛的相關病症有高血壓、更年期、神經緊張、神經衰弱以及顱內腫瘤或是病變等因素，為了自己的身體健康，發生頭痛時，因該要就醫找出引起頭痛的真正原因。

其中，由頸椎症候群引起的頭痛原因主要有：

*肌肉緊張性頭痛

情緒緊張長加上時間固定在同一姿勢之下，會造成頸部肌肉出現不正常的收縮，處於緊張狀態，導致神經反射而引起頭痛。

肌肉緊張性頭痛，多發生在頭部的兩側和頸部部位，此外，還會出現在眼底、眼窩、後顱窩以及鼻梁等部位。患者除了會感到頸部僵硬及壓痛，有些人還會併發失眠。通常在早上時症狀較輕，中午以後因頸部肌肉開始疲勞出現緊縮，也較容易頭痛發作。

＊枕神經痛

人體的頸椎有7節，頸神經有8對，上位的4對神脊神經根被壓迫或刺激就會反射性引起頭和枕頸部的疼痛症狀。所謂枕神經痛是指三條由頸椎發出的脊神經，枕大神經、枕小神經以及耳大神經所引起的頭痛和枕部痛。

臨床上，枕小神經痛和耳大神經痛時常一起發生，疼痛部位在枕部外側、耳後、耳前腮腺區，並且在耳後乳突後緣及胸鎖乳突肌中段的外側常有明顯壓痛點。

造成枕神經痛的原因，可能是頸部骨骼、肌肉、關節、神經或筋膜組織病變，壓迫或是刺激枕神經所造成。因此，當頸椎受到勞損、骨刺、關節炎，或是外傷、骨折、脫位等，都有可能會引起頸性枕神經痛；除此之外，如果頸部肌肉緊張、過勞，或是韌帶受損、內分泌、代謝及血管功能障礙導致頸部肌肉痙攣時，也會造成枕神經痛的現象。

＊椎動脈型頸椎病

當椎動脈受到壓迫、刺激，引起供血不足而產生一系列相對應之症狀，則稱為椎動脈型頸椎病，主要是因為外傷、勞累等因素，引起頸部鉤椎關節骨刺增生、椎體半脫位，或是上關節突向前滑脫、關節突骨刺，以及頸椎間盤突出等症狀。

這些病理改變不僅會造成頸部發炎，更引起周圍軟組織、交感神經叢以及椎基底部動脈系統的血管發生痙攣刺激、壓迫椎動脈，使其供血功能受阻，造成椎基底部動脈供血不足。在臨床上診斷為「頸椎眩暈」、「椎動脈壓迫症候群」，又稱為「頸性偏頭痛」。

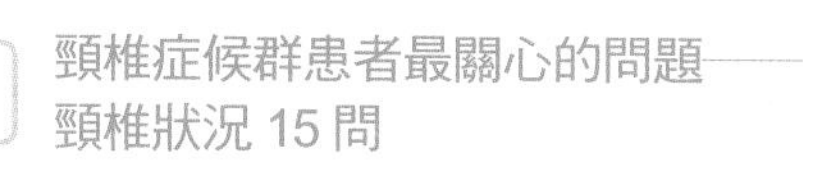

頸椎有病會影響性生活嗎？

一般來說，頸椎症候群患者熟悉的症狀有頭暈、肩頸疼痛，但是卻很少人將性功能障礙或是月經失調等症狀與頸椎症候群聯想在一起。其實，頸椎症候群起因於交感神經及椎動脈受到刺激和壓迫，引起大腦皮質中樞受到抑制，而影響陰莖的勃起功能；還會引起神經中樞功能障礙，導致內分泌失調，使得垂體促性腺激素的分泌受到抑制，進而影響性功能。

而有些女性患者，一直存在月經失調的問題，長期無法懷孕，但是婦科卻無法確實找出病因，最後才發現是脊椎的問題，這是因為脊椎錯位可能會刺激頸椎和胸椎旁的交感神經，造成自律神經功能紊亂，導致腦下垂體控制的內分泌功能的失調，當雌激素分泌出現紊亂時，就會引起排卵功能障礙，造成月經失調以及不孕。

頸椎症候群患者在性生活方面要注意保暖，並且預防因為情緒過於激動，使交感神經作用激烈，造成血管收縮、腦供血不足，出現頭痛、頭暈、噁心等症狀；此外，變換體位時，也不應過於急速，以免造成神經根壓迫，引起頸椎症候群症狀發作。

由此可知，頸椎症候群對於患者的性生活具有一定的影響，除了平時治療頸椎症候群之外，當症狀發作時，也應當停止性生活以免使得病情持續惡化。

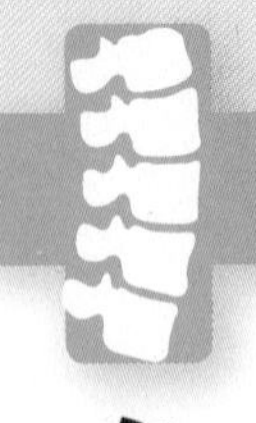

冬天怎樣預防頸椎症候群？

曾老師從高中教師的職位退休兩年了，因為之前時常要高舉手臂寫黑板，又時常低頭批改學生的作業，經年累月下來，得了教職人員常見的頸椎症候群，尤其在冬天時，症狀更加嚴重。曾老師向醫生詢問在冬天如何保養才不會發病，醫生向她提出了幾點建議。

＊改善錯誤的姿勢

肌肉與骨骼是人體的支架，最主要的功能就是運動與維持姿勢，通常肌肉是附著在關節兩端的骨骼上，透過肌肉收縮，牽引骨骼並且移動、改變關節的角度，產生各種動作。關節的兩面有功能相反的一組肌肉，分別負責收縮與放鬆的功能，這就是運動功能的基本運作方式。

人體長時間維持同一種姿勢時，肌肉會因此疲勞，產生痠痛，例如當彎腰或低頭的姿勢太久，背部肌肉群不但會痠痛，還會持續向椎間盤施壓，引起頸椎症候群變。因此，當維持同一姿勢一段時間，應該要起身活動，使得緊張的肌肉得到放鬆。還有一些錯誤的姿勢，例如趴睡、俯睡、躺在沙發上看電視等，都是應該戒除的不良姿勢。

＊選擇合適的枕頭

當人體進入睡眠狀態時，枕頭是唯一保護頸椎的工具，因此一定要選擇適合頸部生理需求的枕頭。

在選擇枕頭時，應注意是否能夠提供足夠托住頭頸部的支撐力，有效降低頸部肌肉群的張力與壓力，使其在休息時能夠完全放鬆。相反的，不合適的枕頭容易造成落枕、打鼾等問題，特別是冬天睡眠較沉、少翻身，許多人在起床之後會出現肩頸僵硬、痠痛，以及頭頸部難轉動的落枕症狀，據臨床統計，入冬以後落枕患者較平時增加10％至20％左右。

＊適度運動

頸椎症候群患者平時適度的運動，不僅可以鍛鍊身體，還能改善頸椎關節功能，增強頸部肌肉、韌帶、關節囊的張力，加強頸椎的穩定性，並且改善頸部血液循環，防止頸痛發作。游泳、羽毛球、瑜伽都是對於舒緩肌肉痠痛、加強脊椎很好的運動。

此外，老年頸椎症候群患者不需要大量的運動，可以在不受場地的限制的狀況下，選擇在安靜、安全的環境下進行較緩和的保健操。

＊注意保暖

頸椎症候群患者在秋冬時應該注意頸部的保暖，不要因為愛美的關係而使得頸部受寒。低溫會引起皮下肌肉血管收縮，局部軟組織供血不足，並且造成淋巴液回流受阻，引起組織水腫、粘連，造成頸椎症候群患者出現畏寒、肌肉緊繃、頸部疼痛的症狀。

除了冬天之外，日常生活中也有許多機會使頸部受涼，例如辦公室、交通工具上的空調等，因此，對於頸椎症候群患者來說，要時時注意頸部的保暖，避免因為溫度過低誘發頸椎症候群。

低溫時治療頸椎疾病適合嗎？

當氣溫降低時，會引起頸椎關節僵硬、變直、血液循環減慢等因素，因此原本就患有頸椎症候群的患者，很容易加重病情或是反覆發作，並且使得治療更加困難，如果患者本身沒有堅持，很容易使得治療效果事倍功半。

相反的，夏天天氣熱，人體血液循環及新陳代謝相對加快，神經系統活躍，在治療頸椎症候群時，也比較容易看到成效，但是也因為如此，許多患者反而容易掉以輕心，以為自己的頸椎症候群好了，就不再注意生活習慣或是持續治療，等到冬天感到不舒服時，才回診繼續治療，反而失去了最佳的治療時機。

預防落枕的妙招

27歲的郭先生是個上班族，平時空閒時喜歡滑手機，是個名符其實的低頭族，最近一年來，時常在早上起床時，感到脖子僵硬，不能轉動或是前後俯仰，每次發生這種狀況，都要三、四天才會好轉。經過家人催促，到醫院就診後，醫生診斷為落枕，並且建議他進一步檢查是否為頸椎症候群。郭先生想起有位公司同事得了頸椎症候群，發病之前，好像也是經常有落枕的症狀出現。

為什麼常常落枕呢？

*枕頭高低不適

枕頭過高會使頸椎因過度前屈、側屈，造成韌帶和神經牽拉過度，肌肉疲勞而形成損傷；若無枕頭平躺於床上，則會使頸椎生理前屈度變小或是反張，引發頸椎關節錯位以及肌肉痙攣。同時，枕頭的材質過硬，會造成肌肉壓迫，妨礙循環；而過軟的枕頭則會使頭部埋入枕中，對頸部失去支撐的能力。

*姿勢不良

工作長時間固定某種伏案或是仰頭的姿勢，以及突然搬重物造成頸部扭傷，都會出現頸部肌肉痙攣緊縮而引發落枕；此外，俯臥睡姿時，頭部處於過度偏轉，頸部肌肉過度伸展扭拉，使肌肉長時間緊張痙攣，也會誘發落枕；翻身時頸部從枕頭處滑下來，也會導致頸部扭傷。

*肌肉勞損

多數頸椎症候群者體質較虛弱，而時常遭受風寒的患者更加容易出現落枕。工作上經常使用頸部、背部肌肉，使肌肉過度勞損的人也容易有落枕的現象。

*保暖不當

肩頸部時常曝露於低溫之下，或是電風扇、冷氣直接吹頸部，受風寒使得頸部肌群力平衡失調，嚴重者可能產生小關節錯位，導致局部肌肉血液循環不良，引發落枕。

*飲食不慎

據統計，頸椎症候群患者的飲食習慣大多為高脂肪、高蛋白質、高糖及高鹽，因此導致體內酸鹼失衡，累積過多的廢物與毒素，使關節、肌肉等部為循環不良。

有沒有什麼預防落枕的方法？

*為自己選一個合適的枕頭

一個合適的枕頭，必須要符合人體頸部的生理特點，高度必須能夠使頸部保持S型的生理曲度，才不會因枕頭太高導致肩膀僵硬、脖子痠痛、打鼾；而枕頭過低則會造成頭暈、頭痛、臉部浮腫以及肩膀僵硬。

枕頭的大小，則與年齡、體形、翻身的頻率有關，長度以單側肩寬為準，寬度則以相當於肩膀到耳朵的距離即可。柔軟度方面，要注意可以確實支撐頭部重量，以及能防止頭部搖晃，枕頭如果太硬，會造成就寢時不舒服感、肩膀僵硬、肌肉痠痛；太軟則會造成頭部下沉、呼吸不順。枕頭的形狀方面，以頸部位置較高，到頭部位置逐漸降低，穩定性較高的低反發枕為較佳的選擇。要特別注意，不管工作多累，一定要睡在合適的枕頭，才能讓頸部保持放鬆狀態，得到充足的休息。

＊頸部也要注意防寒和保暖

不管是夏天吹冷氣，或是冬天天氣寒冷時，睡覺時蓋棉被，不但要蓋住身軀，而且還要蓋好頸部，被子的厚薄以保暖為原則。如果睡覺時吹電風扇，千萬不要長時間直接對著頸部吹，以免頸部著涼而引起頸肌痙攣誘發落枕。

＊注意血液循環

隨時注意身體各部位血液循環狀況，特別是在冷氣空調環境中工作，且需要久坐的人，尤其是需固定姿勢工作者，或是習慣趴在桌上午睡的人，要經常起身活動，並且舒展頸部，更要注意頸部保暖，防止頸肌慢性勞損。平時可以自我按摩例如按風池、肩井、曲池、合谷等穴位，促進血液循環。

＊補充鈣質及維生素

鈣及維生素不僅是預防落枕的重要營養素，還能促進全身血液循環，有利於體內代謝廢物的排出，因此，平日的飲食應多加注意攝取鈣質以及各種維生素。

*伸展頸部

伸展肌肉幫助頸部放鬆，對於預防落枕也很有幫助。當平日上網或工作時，記得約每30分鐘就起身走動或伸展筋骨。伸展的方式為將頭緩緩往右肩方向靠，停10秒後換邊，如此左右輪流各10至15次；此外，可以將肩膀上提，然後往前扭轉10次，然後往後扭轉10次，可以幫助肩頸部伸展，放鬆肩頸肌肉。

要特別強調的是，當落枕發生時不宜進行推拿或整脊，若施力不當可能造成受傷，使肩頸肌肉的發炎情況變嚴重。

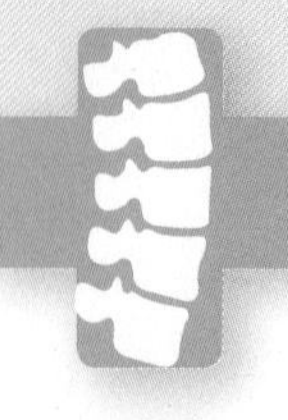

頸椎症候群的推拿手法有哪些？

黃先生是一名建築工人，經常要搬運重物，工作時也常需要長時間維持同一個姿勢，最近因為肩頸疼痛去醫院檢查，結果醫生說他得的是頸椎症候群，他很擔心如果頸椎病必須要手術，那麼就不能工作了。朋友告訴他，可以利用整復、按摩的方法治療頸椎症候群，家人提醒他應該先請教醫生，聽聽看醫生怎麼說。

推拿治療的確對於治療頸椎症候群有效，但是要特別注意的是應該要依照不同的頸椎症候群類型而採用不同的按摩手法，並且在諮詢專業醫師之後才能進行。

按摩基本手法介紹：

*推法

推法分為拇指平推法、掌平推法、拳平推法以及肘平推法。施行的方式，以拇指指面、手掌面、拳面或是手肘尺骨鷹嘴突起部位，緊貼住目標治療部位或是穴位，沿著經絡的方向單方面平推或推移。推法對於緩解痙攣、肩頸背痛、活血通氣具有功效。

施行時要注意速度緩和，肘推平法因為較為刺激，因此不適用於老年人、體質虛弱或是患有骨質疏鬆症者。

＊捏拿法

使拇指與其餘四指以提捏或揉捏的方式，捏住需要治療的部位或經絡，並以各指指腹逐漸用力內收，且持續地作揉捏動作。

此法適用於頸項、肩部及四肢，具有疏通經絡、鎮靜止痛、降壓提神等功效。施行時應注意手腕放鬆，用指面著力，指端不必內扣，動作柔和，並且連續有節奏。要特別注意的是，這種按摩方式強度較高，施行後應進行揉摩，緩和刺激。

＊按法

分為指按法與掌按法。以手指指面、掌根部、魚際部或是全掌面著力按壓治療位置或是穴位，也可以使用另一手重疊按壓，加強力度。

適用於腰背勞損、肩頸痠痛。在按壓時患者局部會有熱、脹、痠、麻的感覺，手法要以先輕、後重、再輕的步驟進行。

*摩法

分為指摩法、掌摩法兩種方式。用手指或手掌緊貼治療部位，作環形摩擦移動，適用於全身部位，以胸腹部位居多，具有寬胸理氣、消積導滯之作用。施行時應注意動作輕柔，以及緩慢與協調性。

*滾法

分為直滾法與側滾法。施行直滾法時，以除了拇指之外的四指近端指關節為支點，以腕關節節屈伸外旋等連續活動來回滑動，在治療部位上施以持續作用力。進行滾法按摩時，要注意動作連續，不要跳動。

*搖法

搖法的功效有舒筋活血、通利關節，對於肩頸痠痛、肩周炎有不錯的療效。常用於各大關節處，包含搖頸法與搖肩法。

施行搖頸法時，患者取坐位，施術者站於患者側方，一手扶患者下巴，另一手放在頭後，幅度從小到大，緩慢地搖動，順時針與逆時針各進行10次，搖動範圍不可超過頸椎生理範圍；進行搖肩法時，施術者也是站於患者側方，以一手扶住關節，拇指放在肩前，另一手與患者患側手相握，幅度從小至大，緩慢地搖動，順時針及逆時針各10次，搖動範圍不可超過肩關節的生理範圍。

＊揉捻法

以手指腹側、大魚際肌、掌根或是肘關節處，著力於某一穴位上或是治療目標部位，做小幅度的環狀旋轉揉動，並且帶動治療部分的皮下組織。有拇指揉法、魚際揉法、掌根揉法以及肘揉法等。

此手法適用於全身各處，以頭部、臉部、胸腹部及四肢最為常用，具有刺激持久、柔和舒適的特點，並且能夠達到疏通經絡、理氣活血、止痛降壓的功效。

施行揉捻法時，壓力應輕柔，不能只限於體表摩擦，但是也不能過於向下按壓，動作需連貫有規律。

＊拍法

拍法在推拿手法中屬於輔助手法，將五指併攏，掌指關節微屈，以虛掌拍擊治療目標位置，常用於治療結束之後。主要的功效是疏通筋絡、舒緩理氣。要注意拍擊時要平穩具節奏感，不可忽快忽慢，拍擊次數以皮膚局部出現微紅即可。

在進行推拿手法治療之前，應該要經由專業醫師明確診斷，結合病史、臨床檢查和影像診斷結果，確定病變部位及及排除推拿手法的禁忌症，例如有骨質疏鬆等各類骨病和脊柱嚴重畸形者，不宜或是應該要謹慎進行按摩手法治療，患有高血壓、動脈硬化、椎動脈有明顯異常、心肺疾病、骨關節結核、骨腫瘤等疾病則禁用。

在按摩推拿治療時，患者應該要放鬆頸部肌肉，如果過程中症狀加重或是感到不舒服，就應該立即停止。

頸椎症候群自我按摩

自我按摩又稱自我健康保健療法，主要是針對身體出現的病痛，用科學的方法進行自我按摩保健，對於慢性病的預防及治療來說，是一種經濟又實惠的方式。除此之外，自我按摩法簡便易學，不需要特殊的器材，也不受場地的限制可以隨時進行，是一種方便的輔助療法。

❶首先用兩手手掌分別搓臉的正面、側面及耳後各10次，進行臉部按摩。

❷五指分開如梳頭狀，從額頭開始向後梳10次。

❸分別以左手揉擦右側前頸及揉拿側肩，右手揉擦左前頸及揉拿側肩各10次。

❹上下擦後頸部10次。

5 以拇指按揉左右風池穴及頸背部疼痛點。

6 有頭痛、頭暈症狀者，可將五指分開用指尖輕叩頭部。

7 手臂有麻木症狀者，可以揉搓肩部至手臂。

8 點按曲池穴。

9 點按合谷穴。

10 空拳擊扣大椎50次。

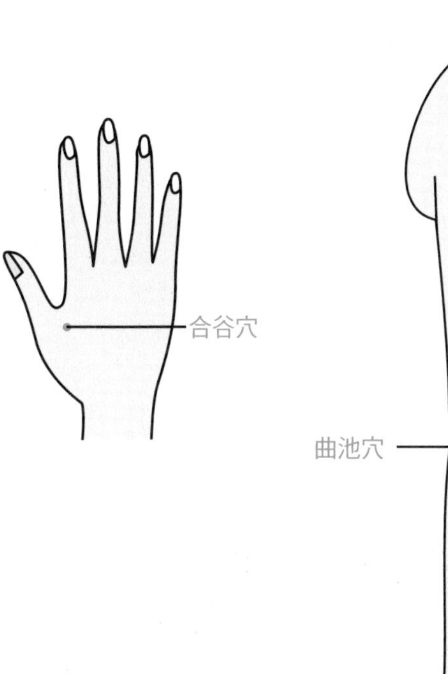

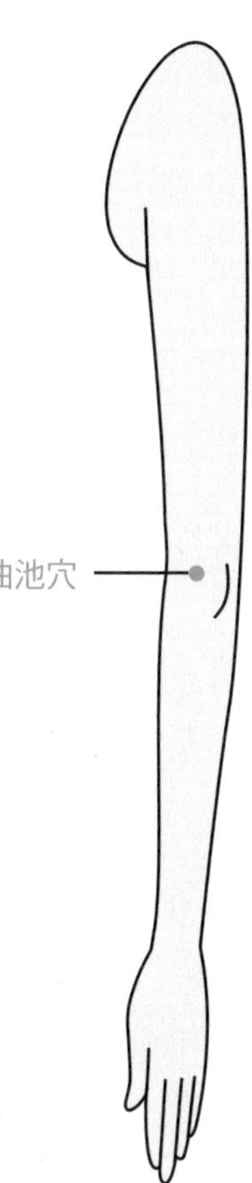

哪些頸椎症候群不能揉？

以下幾種狀況，忌用推拿手法：

❶分型診斷不確定時，應避免自行使用推拿。最好先經過專業醫師檢查，確認分型之後，才知道是否可以進行推拿。

❷出血性疾病患者，不適合進行按摩。

❸皮膚病患者禁止在患處及患處周遭使用手法治療。

❹孕婦不適合進行推拿按摩。

❺患有嚴重的心、腦血管疾病，例如心肌梗塞、腦出血、腦部腫瘤等，不適合進行推拿按摩。

❻感染性疾病患者以及有發燒症狀的患者，都不適合進行手法治療。

❼患有骨質疏鬆症或是曾經接受過脊椎手術的患者，禁用推拿治療。

❽脊髓型頸椎病以及食道型頸椎病不適合進行推拿手法。

有不少患者出現頸椎症候群的臨床表現之後，就自行到民間整復所或是找人按摩、推拿，以為如此就可以消除痠痛，小心隨便進行按摩可能會導致癱瘓。

由於頸椎症候群的類型不同，治療方式也會有所不同，如果出現頸椎症候群的症狀，應該先到醫院檢查，明確分型後才根據醫師建議接受治療。

例如：脊髓型頸椎病因為頸椎間盤突出，壓迫脊髓，引起脊髓功能障礙，在急性發作期絕對不能夠推拿、按摩、牽引或整復，否則會加重病情，甚至導致癱瘓。

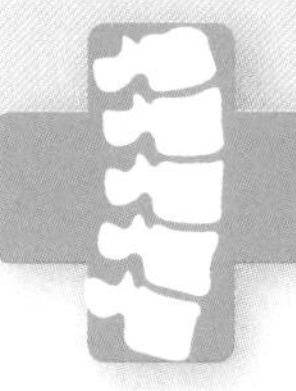

頸部常用固定方法有哪些？

小惠是一名加工區的作業員，平時上班的工作項目就是不斷地重複機械性的動作，有時候頭也不抬地趕工一整天，下班之後常常覺得脖子痠痛，日子一久，就演變為頸椎症候群了。最近因為公司接到一張大訂單，常常需要超時加班，讓小惠的頸椎症候群更加嚴重了，經過治療之後沒有太大的改善，醫生建議她利用頸部固定的方式來進行輔助治療。

一般來說，頸椎症候群早期的疼痛、麻木或是活動受限症狀較輕，通常經過按摩、物理治療牽引等方式可以好轉，不需要刻意限制頸部活動，也就是頸部制動。通常在經過一般的治療無效或是症狀加重、急性頸椎症候群發作時，因為劇烈的疼痛已經影響到生活及工作，或者是經過醫師檢查，發現頸部不穩，可能因為頸部活動引起症狀加重的患者，便需要與醫師進行溝通，聽醫師的建議採用頸部固定方法。

一般常見頸部固定器材有以下幾種：

*美式頸圈

美式頸圈是一種塑形的頸部護具，由前後兩個部位構成，這種前後兩片式的設計，使患者頸部較為通風舒適。美式頸圈的兩側靠黏扣帶相連接，下端可貼放在肩膀及前胸部位，上端托於下頷及頭枕部。

美式頸圈的作用是限制患者頸椎前屈後伸及旋轉的活動，例如點頭、搖頭等搖晃動作，以及對頸部做撐開的動作，也就是牽引作用，在患者治療及恢復過程中維持頸部的支撐，使頸椎得到充分的休息。在使用過程中，可以依照頸部高度調整頸圈兩側的旋轉調整栓，以增加合身舒適度。

美式頸圈適用於頸部椎間盤突出、挫扭傷、骨刺、頸椎滑脫出等症狀，以及頸椎症候群術後的患者穿戴。

*充氣式頸椎牽引器

充氣式頸椎牽引器是一種結構類似手風琴，圓柱狀的牽引器，下端貼於肩、胸及背部，上端則托於下頷部及後枕部，使用方式為將充氣式頸椎牽引前片穿戴於下巴，後片戴於後頸部，將黏扣帶黏好，並扣上充氣筒，打氣至指示位置，然後鬆開充氣筒。利用充氣的方式使其脹大，藉此牽引拉長及放鬆脊椎旁之肌肉與韌帶，使椎間孔變大，或是讓突出的椎間軟骨復位，達到減輕骨刺、椎間軟骨或是發炎組織對神經的壓迫，降低患者的不適感。

充氣式頸椎牽引器的限制性不如美式頸圈，較適用於頸椎退化性關節炎、頸椎骨刺、椎間盤突出、肩頸痠痛、手麻、低頭族等頸椎症候群患者。每日最多穿戴三次，每次約15至30分鐘，剛開始時會有輕微的痠痛感，應該避免在短時間內重複使用，如果疼痛持續惡化，就應該要停止使用並且儘快至醫院就診接受專業醫師的檢查。

*可調式頸圈

可調式頸圈分前後兩部分組成，穿戴時，將前部的上端托於下頷，下端貼托於胸前，後部的上端托於頭枕部，下端貼於背上，前後兩部之間，靠肩上一對扣鎖帶及兩對側方胸部扣鎖帶相連接，患者可以視情況調整高度及前後位置。

可調式頸圈對於頸部的撐開作用較充氣式頸椎牽引器大，而且患者也會感到比較舒適，而且在限制頸部各方向活動的作用也較大。

可調式頸圈獨特的中空設計，其優點在於方便觸診、引流、透氣，可以隨時評估頸椎狀況，而且具有放射穿透性，患者可以在穿戴時進行核磁共振（MRI）或是電腦斷層（CT）檢查。

＊頸椎牽引

頸椎牽引是頸椎症候群常用的一種制動方法，除了可以讓頸部肌肉鬆弛，得到充分的休息，使變形的頸椎恢復正常的排序，還可以限制患者頸椎前屈、後伸以及側屈旋轉的動作。頸椎牽引主要的作用是將緊縮的肌腱、肌肉或韌帶拉長，以消除疼痛、改善頸椎退化性關節炎、頸椎骨刺或椎間盤突出等現象以及增加關節活動度。

＊枕頭制動

枕頭是人體在睡眠時，可以維持頭頸正常位置的工具，合適的枕頭不但可以使頸椎的肌肉平衡，還能保持頸椎的生理曲度正常。使用枕頭制動時，患者可將枕頭塑形成馬鞍狀，頸部及枕部臥於枕上，以利用枕頭中間的凹陷處，來維持頸椎的生理曲度，並同時對頭頸部進行制動與固定作用，減少頭頸部在睡眠中發生異常活動。

＊石膏頸圈

由於石膏透氣不佳，而且笨重、不容易拆卸，目前已經很少使用。

得了頸椎症候群後應注意什麼？

小鄒是個保險業務員，每個月的業績壓力，讓他常超時工作，肩頸疼痛的症狀更加嚴重，醫生確診是得了頸椎症候群，他十分擔心，不知道自己會不會好，之後又該怎麼辦。

頸椎症候群屬於慢性退化性病變，而且各型的頸椎症候群有不同的臨床表現，因此，患者很自然會依照疼痛的部位去就醫，如果是罹患椎動脈型和交感神經型頸椎症候群時，有時在確診上就沒有那麼容易。

因此，當身體出現症狀，一定要儘快就醫，請專科醫生幫助確診，才不會延誤治療的時機。當確診為頸椎症候群時，則要注意以下幾點：

*建立對頸椎症候群正確的認知以及長期治療的決心

頸椎症候群的病程比較長，並且都是與年齡增長、人體老化有關的症狀，例如椎間盤的退變、骨刺的增生、韌帶鈣化等，如果不善加治療，就會隨著年齡增長而惡化。

此外，頸椎症候群的病情時常因為外在或是人為因素而反覆不定，發作時的症狀可能會嚴重到影響日常生活及工作，因此，當診斷出頸椎症候群時，患者應該要建立對於頸椎症候群的認知，以及了解各種治療方式，還有日常生活應該注意的事項，做好長期治療的準備，不要以得過且過的心態面對，導致病情惡化。

*積極接受治療

頸椎症候群的治療是長期性的，治療方式分為手術及非手術兩種方式，絕大多數的患者經由非手術治療就可以得到改善及緩解，而非手術治療又分為藥物、物理治療，每一種治療方式都有不同的操作、進行方式，在採用之前應該要經由專業醫師諮詢以及指導才進行療程。

*日常的保養

人體宛如一部精密且複雜的儀器，需要時常保養、維護。而頸椎症候群本身就是一種退化性病變，因此頸部的養護對頸椎症候群患者來說是一項重要課題。除了避免日常生活中各種對頸部可能會造成的損傷之外，在工作、學習、或是睡眠、休息時，都應該要注意正確的姿勢與動作，保持良好的生活習慣，並且定時地加強頸肌鍛鍊。

＊適度的休息

造成頸椎症候群的重要原因之一，就是長時間維持同一姿勢，導致肌肉、神經的勞損，因此，頸椎症候群患者應當要注意適度的休息，當頸椎症候群急性發作時，更加需要休息，一般來說需要臥床二至三週，對於協助頸部肌肉放鬆、減輕痙攣及減少頭部重量對椎間盤造成的壓力，另外針對頸部組織因受壓迫而形成的水腫，也有消退的作用，但是臥床時間不宜過長，以免發生關節與組織粘連、肌肉萎縮等病變，反而加重病情，因此，慢性期以及間歇期的患者，不論是工作、讀書或是娛樂，還是需要勞逸結合，都應該要正常工作、適度運動以及安排時間休息，讓身體伸展舒緩一下。

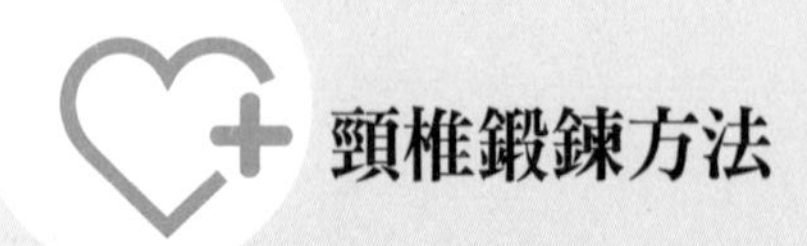

頸椎鍛鍊方法

根據臨床統計，頸椎症候群患者若是能夠適度地鍛鍊，復發的機率就會大大減低。以下幾種鍛鍊方式，很適合頸椎症候群患者：

❶ 頸部活動

頸部活動可以鍛鍊頸部肌肉力量，增強關節穩定性，使頸部可以抵抗急、慢性損傷，在頸椎症候群的預防、治療、康復過程中，是一項重要的輔助治療方式。

依據頸部運動規律，有些簡便的頸項鍛鍊操，可有效達到鍛鍊頸部肌力的目的。例如頸部的前屈、後伸、左右伸展及環轉等運動，每天早晚各1次，每次10分鐘。

❷ 自我按摩

自我按摩是一種自我保健的方式，尤其對於慢性病患者來説，可以運用自我按摩的方法，解除身體的不適，例如，用雙手拿捏頸肩部的肌肉，以消除痠痛和緊張。

❸ 日常保養

日常生活中有許多可以保養頸椎的方式，例如用熱毛巾、熱水袋熱敷，或是洗熱水澡；運用具醫療效果的泥療也是可以自行保養肩頸部的方法。

❹ 自我牽引

患者如果在外出時或工作中突然感到頸部痠痛，或是有放射痛出現在肩、背部及上肢部位時，就可以就地立即進行自我牽引，自我牽引療法簡單又能立即舒緩疼痛。

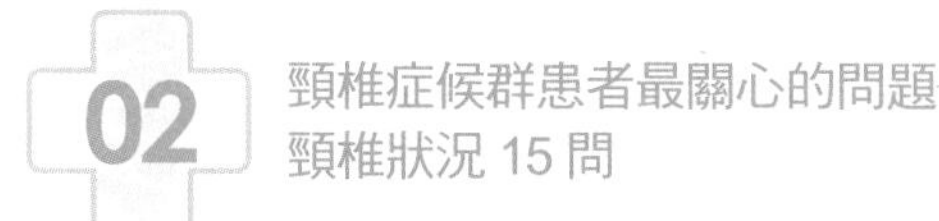

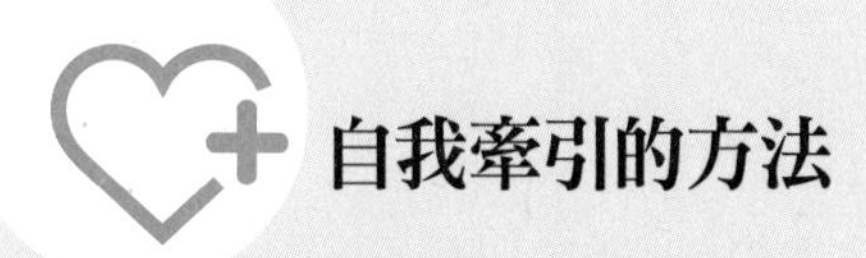

自我牽引的方法

❶ 將雙手十指交叉合攏，高舉過頭頂後，再伸直平貼於於枕頸部。

❷ 然後將頭後仰，雙手逐漸向頭頂的方向用力伸直，持續5至10秒，然後放鬆。

❸ 連續重複這個步驟3至4次，就可以感覺到椎間隙內壓力得到緩解。

自我牽引的原理，是利用雙手向上伸展的力量，將椎間隙牽拉開，使後突的髓核可稍微復位，並藉此改變椎間關節的排列，以達到緩解痠痛之作用。要特別注意的是，椎管狹窄，尤其伴有黃韌帶肥厚的患者禁止使用自我牽引，以免造成黃韌帶突向椎管內的程度加劇，而使症狀更加嚴重。

因此，建議有放射痛出現在肩、背部及上肢部位時還是提早就醫，以免病情加重。

哪些頸椎症候群必須選擇手術？

林老師今年65歲，年底即將從教職身分退休，上週因為頸部疼痛到醫院檢查，結果醫生說她得的是頸椎症候群，需要進行物理治療。林老師想起同校的陳主任前年也得了頸椎症候群，而且進醫院動手術，請了好幾天假。林老師因此向醫生詢問何時可以安排手術，醫生告訴她，並非所有的頸椎症候群都需要手術治療。

頸椎症候群的治療方式，可分為非手術治療和手術治療兩大類。由於頸部的結構複雜，而且對於人體的生理作用佔有相當重要的地位，除了支撐頭顱之外，供應腦部養分與氧氣的血管，還有大腦與全身聯繫的神經，都必須通過頸部，同時，消化道、呼吸道的起始點也位於頸部，使得頸部手術顯得較為複雜與危險。

因此，頸椎症候群患者的治療，一般都會先採非手術療法，而且臨床上證明絕大多數患者，透過各種非手術療法即可以達到緩解的效果，甚至治癒。

但有些患者採非手術療法沒有效果，甚至病情逐漸加重，影響到日常作息，或是有些患者急性發作，短時間內無法進行非手術治療，就會需要進行手術。

以下是針對各型頸椎症候群需要考慮進行手術的幾種情況：

＊神經根型頸椎病

大多數患者可以透過牽引等非手術治療的方式，使病情好轉或是讓症狀獲得緩解，但是有少數病人經過長期的牽引以及頸部制動等正規非手術療法，卻沒有很好的療效，反而疼痛越來越激烈；或是患者出現頸椎管狹窄的現象，有明顯的進行性肌萎縮以及反射異常、劇烈疼痛，神經根型頸椎病的主要症狀持續、反覆地發作，以至於影響生活及工作。此時便需要進行檢查，考慮是否需要進行手術。當患者的臨床表現、X光片檢查與受壓神經定位一致時，通常醫生就會建議採取手術治療的方式。手術進行的方式必須視病情而定，有些患者僅需作椎間盤切除術即可，而有些患者則可能需要進行較為複雜的切骨、減壓手術以及融合術。

＊脊髓型頸椎病患者

因頸脊髓骨質增生、黃韌帶、椎間盤突出而受到壓迫而發病，通常進行手術治療的比例，較其他類型頸椎症候群來得高，這是因為脊髓型頸椎病患者如果不進行手術治療，症狀會持續加重，以致出現大小便功能障礙及四肢癱瘓。只有少數因為外傷導致發病或是病程較短、症狀較輕的患者，可透過非手術治療，經由牽引療法獲得好轉。

脊髓型頸椎病術前病史較長、症狀較重的患者，手術成效相對較差，所以病情拖延半年以上才進行手術的患者，往往療效會不如預期，如果病況超過一年以上，造成的負面影響就會更大，由此可見手術的時間點與恢復程度有直接的關連。

因此，一經診斷為脊髓型頸椎病，應當儘快進行手術治療，而如果是進行非手術治療的患者，也應該要密切觀察，一旦症狀加重，也應該儘快進行手術。

*椎動脈型頸椎病

大多數患者可以透過牽引及頸部制動等非手術療法獲得緩解，或是病情有明顯的改善，僅有少部分患者需要進行手術治療。

必須進行手術的椎動脈型頸椎病患者，通常是因為椎節鬆動，引起椎動脈增粗及彎曲等改變，導致血流受阻，因此需要將鬆動的椎節復位並且固定，也就是使椎節恢復原來的高度，才能改善椎動脈的正常供血的功能；另一種原因就是由於骨刺、椎間盤突出或橫突孔狹小，使椎動脈受到壓迫影響其供血的功能，解決之道就是將壓迫和限制椎動脈的骨性物切除。相較之下，後者的困難度較大，需要具有豐富臨床經驗的醫師來執刀施術。

除此之外，椎動脈型頸椎病引起的頸性眩暈或是猝倒症狀如果反覆發作，而且經過非手術治療一段時間後沒有明顯的效果，可以透過血管造影檢查，確認椎動脈受壓部位以及受壓迫的程度之後，進行手術治療。

＊頸型頸椎病

九成以上的頸型頸椎病患者可以透過非手術療法，例如物理治療、按摩、草藥外敷、頸圈以及頸椎牽引等使症狀得到緩解，其中以輕量的牽引療法最具效果。只只有極少數的頸型頸椎病患者，因為症狀明顯嚴重影響到日常生活，就需要考慮進行以椎節融合術為主的手術治療。

＊食道壓迫型頸椎病

又稱吞嚥困難型頸椎病，主要是因為骨質增生位於頸椎的前方，導致食道受到影響，造成吞嚥障礙。食道壓迫型頸椎病主要以頸部制動、控制飲食、避免刺激性食物及各種對症療法，對於經常有體溫高於37.3℃低現象或是懷疑有食道周圍炎的患者，可以給予廣效性抗生素等保守療法為主。

如果患者為單純的食道壓迫型頸椎病，經過上述保守治療無效者，可以考慮進行手術切除增生的骨贅，但是老年患者則應注意身體狀況，經過詳細評估後再行手術。伴有其他類型頸椎病的食道壓迫型頸椎病患者，且經過醫生評估需要進行手術治療者，可以在手術同時將椎間隙前方的骨贅一併切除。

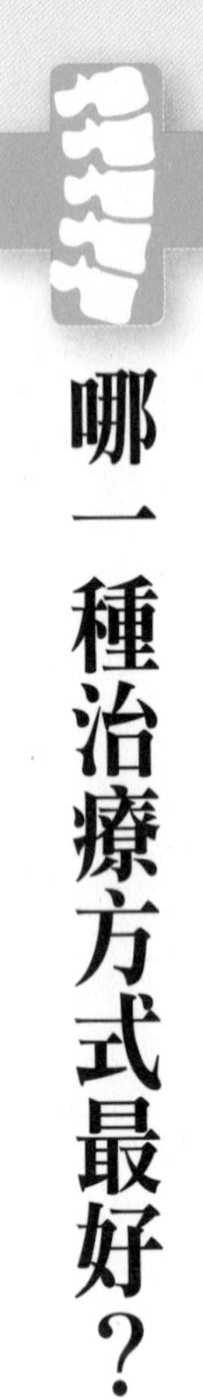

哪一種治療方式最好？

莊先生是一名油漆工人，前幾年因為從梯子上跌落，造成頸部受傷，結果罹患頸椎症候群。上個月在工作時，莊先生不小心扭傷脖子，結果痠痛了許多天，而且脖子沒辦法正常活動，他擔心會影響到自己的工作，於是向醫生詢問有哪些治療方式可以不影響到工作，醫生建議他除了藥物治療之外，還可以使用頸圈來保護頸部。

頸椎症候群一旦確診之後，應該在專業醫師的建議之下，儘快接受治療。治療頸椎症候群的方式有許多種，患者可以根據自己的情況，向醫生諮詢過後採用，而且九成以上的患者，只要透過保守治療，就可以達到緩解，甚至治癒的目的。

以下是頸椎症候群常見的治療方式：

藥物治療

常見使用於治療頸椎症候群的藥物分為四類：消炎止痛劑，作用是抑制發炎症狀以及緩解疼痛；肌肉鬆弛劑，可以改善頸肩痛所引起的肌肉痙攣；神經營養片，主要的功效是修復神經；鎮靜藥物，則是針對有情緒問題的患者，改善不良情緒，以免加重病情。

保守療法

牽引 頸部牽引是治療頸椎症候群最常見的治療方式，主要的作用是使排列紊亂或是脫位的椎體關節恢復正常。主要適用於神經根型頸椎病，其他類型頸椎症候群應該要謹慎應用。

推拿 按摩與推拿應當由專業的醫師來進行，患者要避免隨意找非專業的指壓店進行盲目的按摩，以免造成頸椎的二度傷害。此外，脊髓型頸椎病患者不適合進行手法按摩及推拿。

熱療 熱療也是頸椎症候群治療常見的方式之一。利用各種熱敷器材，例如電毯、熱敷機、遠紅外線燈等進行局部熱療，目的在於減輕肌肉痙攣、緩解肌肉緊繃與疼痛。一般來說，在進行物理治療以及中醫推拿之前，都會先進行熱療來放鬆肌肉。

電療 透過不同頻率組合的電療儀器，刺激表層或是深層肌肉，達到放鬆或是輔助肌肉運動的效果。

輔助運動器材

頸椎症候群患者經過醫師的指導之後，可以根據受傷部位所出現的症狀，利用運動器材進行輔助治療，並且針對需要加強的肌肉群進行漸進式的運動復健。運動器材主要是幫助患者，被動地進行伸展運動或肌肉阻力運動，達到增加肌肉張力以及柔軟度的效果，此外，使用運動器材進行輔助治療，還能夠使肌肉組織及軟組織增強，預防頸椎損傷。

頸圈制動

主要目的是限制脖子的活動角度，並減少對神經和脊髓的刺激。

聲波動力平衡系統治療*

又稱為KTT，以身體結構力學做基礎，利用聲波將第一頸椎調回正確的位置。聲波動力平衡系統治療方式無須牽引脊椎，不會造成關節失穩的問題，也不會因為施力不當造成神經壓迫或損傷，藉由KTT療法，可以改善身體的結構平衡。

＊ 聲波動力平衡系統治療（目前台灣無此療法）
只有少數醫美診所引進，建議與醫師商量後，再進行最適合之療法。

中醫治療

中醫治療頸椎症候群主要是透過針灸、電針等方式來進行治療，治療頸椎症候群需要持之以恆，該病的病程相對於其他疾病來說是較長的。

中藥治療

中藥包括了植物、動物以及礦物三大藥類，主要採辯證用藥的方式。頸椎症候群常見的證型有氣血虛弱型、氣滯血瘀型、肝腎虧損型、痰濁內盛型以及風寒濕痺型，臨床上常見此五種類型的混合症狀。

針灸治療

在中醫經絡理論的指導下，利用特定的針具或是艾灸，刺激人體的穴位，透過經絡系統對臟腑進行調節作用。現代醫學研究發現針灸治療可以改變患部的微循環，有利於患部的炎性物質的吸收。

手術治療

大部分的頸椎症候群不需要手術，以保守治療的方式通常就可以達到緩解的功效，但是當患者的頸椎症候群症狀非常嚴重時，則需要進行手術治療，但是手術有一定程度的危險性，應當要謹慎選擇。手術治療頸椎症候群的方式包括前路椎間盤切除、椎間植骨融合術、椎體次全切除術、後路椎管擴大成形術、椎板切除減壓術、椎動脈減壓術等。

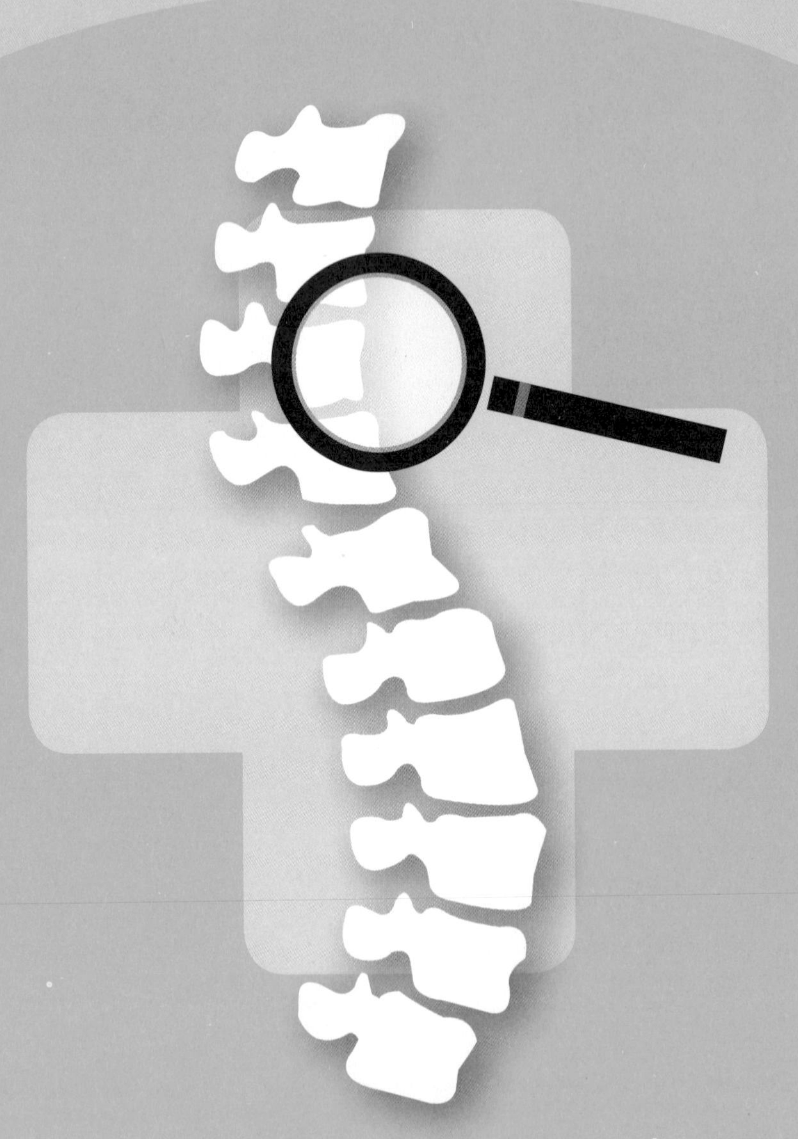

Cervical vertebra

頸椎症候群的預防——日常保健操 & 良好生活習慣

頸椎症候群的保健操

保健操與運動不同，不需要很大的空間，只要在安靜的環境之下就可以進行，簡單易學，操作又方便。

保健操除了可以舒緩緊張的肌肉組織，減少疼痛之外，還可以增加身體協調性與柔軟度及肢體的活動範圍，以預防運動傷害。此外，保健操還可以紓解情緒壓力，促進新陳代謝與血液循環，預防骨質疏鬆，調整不平衡的姿勢。

適合頸椎症候群患者進行的保健操

項臂爭力

鍛鍊強化頸部肌肉，增加頸肌肌肉耐勞功能，以穩定頸椎。

ⓐ 採坐姿，身體放鬆，腰背挺直，雙手手指交叉，放在頭枕後面。

ⓑ頭頸用力後伸，雙手則用力向前抗衡，持續5秒鐘後放鬆頭頸部及頸臂。
ⓒ重複以上動作8至10次，然後全身放鬆。

旋頸拍肩

舒展頸部、腰部及背肌，活動頸胸及腰椎、肩關節，能舒緩肌肉緊張粘連，適合用以舒緩頸椎症候群、肩周炎等疾病。

ⓐ雙腳與肩同寬站立，雙手自然垂下，身體挺直。
ⓑ頭腰向右邊轉，帶動左手順勢向右上擺動，拍打右肩肩井穴的位置。
ⓒ頭腰向左邊轉，帶動右手順勢向左上擺動，拍打左肩肩井穴的位置。
ⓓ左右交替拍打8至10次，然後回到準備動作。

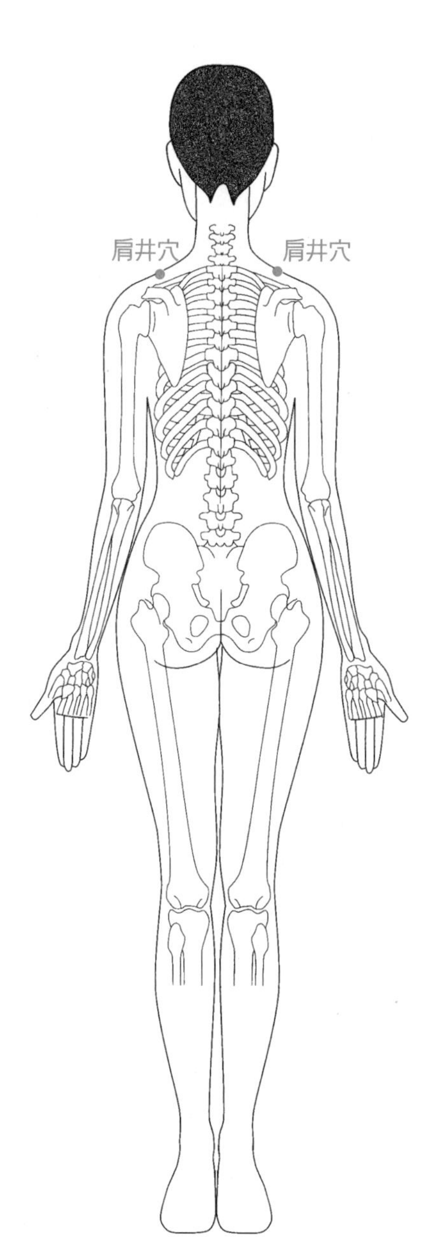

頂天壓地

緩解頸部疲勞，疏通經絡，預防肩頸痛。

ⓐ雙腳與肩同寬站立，雙手自然垂下，軀幹挺直。
ⓑ雙手十指交叉，掌心向上，放於肚臍前，由下往上舉。
ⓒ至胸前時掌心仍然朝上，雙手忌續高舉過頭伸直。
ⓓ頭頸後仰，眼睛看上方，吸氣。
ⓔ雙手十指交叉，掌心向下慢慢下垂，頭頸前屈，雙眼看下方，呼氣。
ⓕ重複10次之後，恢復至預備動作。

點頭側頸

鍛鍊頸部屈伸、旋轉、側屈活動功能，加速頸部肌肉血液循環，要注意速度不宜過快，以免造成頸椎受損傷。

ⓐ雙腳與肩同寬站立，雙手插腰，軀幹挺直。
ⓑ頭頸緩慢向左側屈，然後緩慢回到中間，再緩慢向右側屈。
ⓒ頭頸緩慢前屈，然後回到中間，再緩慢後仰。
ⓓ反覆以上動作10次，然後回復到預備動作。

聳聳肩膀就能擺脫頸椎症候群

頸椎症候群雖然會隨著年齡增長而提高罹患率，但是由於社會型態的改變，有越來越多年輕人也罹患了頸椎症候群。許多上班族一整天在辦公室中埋頭工作，造成了頸部的勞損，因此成了頸椎症候群的好發族群。其實只要注意保持正確的姿勢，再加上簡單的聳肩操，就可以預防頸椎症候群，聳肩操的做法如下：

1. 身體挺直，雙臂垂下，兩肩儘量往上聳起，但不縮頭。
2. 肩膀聳起至有脹感，停留1至2秒後肩部用力往下沉。

這個聳肩的動作，隨時隨地都可以進行，每天最好可以完成100次以上。雖然動作簡單，但是可以牽引到胸部及肩部，是簡單又方便的物理治療。

簡易DIY健身操，拯救電腦頸

脖子是血管、神經重要的通道，長時間工作沒有得到足夠的休息，就可能造成頸椎錯位、椎間盤突出、椎關節失穩，壓迫到血管與神經，導致頸椎症候群的發生。其次，如果得到頸椎症候群沒有儘快治療，時間一久，血管與神經受壓迫的情形越來越嚴重，會導致癱瘓、中風、心肌梗塞等多種疾病。

還有些患者，得到頸椎症候群之後，只依靠藥物緩解疼痛，這是不正確的觀念。罹患頸椎症候群之後，除了藥物治療，還要加上日常生活的保養，包括改善不良生活習慣、適度的運動等，千萬不要因為方便而賠上自己的健康。

電腦族的三種簡易健身操

ⓐ頭部向左右轉動到最大極限，要注意動作一定要緩慢、輕柔。

ⓑ夾肩運動，雙肩往上夾緊至最大範圍停留5秒。

ⓒ端坐於座位前，雙手平放在桌上，穩住重心後，將頭緩緩往後仰，停留5秒左右後即可回復原姿勢。

電腦族在久坐之後，每隔1至2小時一定要適度休息，起身活動。在座位上儘量保持端坐的姿勢，選擇可以調整高度的椅子，維持正常的生理曲線。

放風箏醫好頸椎症候群

放風箏時頸部需要上仰，這個動作使頸部處於後伸的位置，使平日常低頭的動作可以恢復正常生理曲度，並且放風箏時會頭部需要左右觀看，同時可以放鬆及鍛鍊頸部肌肉。而且隨著風向的不同，我們也會跟著風箏四處走動，這能達到讓全身都運動到的機會，就能促進血液循環，有利於頭頸部血液、氧氣的供應，因此而減輕頭暈等症狀。

除此之外，通常放風箏時會在較空曠的場地進行，例如公園裡或是草地上，這些地方空氣都比較好，可以緩解頸部發炎的症狀，且舒緩平日工作、生活的壓力。

有幾點需要注意的是，放風箏時要注意場地的安全性，遠離電線桿、高壓電等危險設施；另外還要注意地面的安全性，尤其是中老年患者，要避免跌倒造成骨頭的損傷。長時間維持同一個姿勢對於頸椎症候群不利，放風箏也是一樣，最多兩個小時就應該要適度休息，才不至於造成反效果。

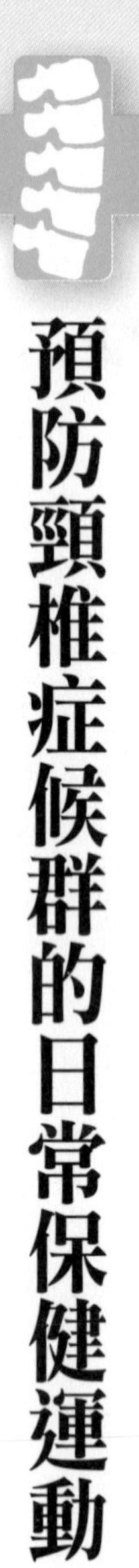

預防頸椎症候群的日常保健運動

劉小姐是一家外商公司的辦事員，公司裡有許多同事都有頸椎的方面的毛病，常聽見有人抱怨肩頸痠痛，或是手腳麻木、頭暈。同事們都很好奇為什麼劉小姐從來沒有這方面的問題，原來劉小姐每天下班後去上瑜伽課，不但每天都感覺精神奕奕，全身的筋骨還很柔軟，沒有腰痠背痛的問題，讓同事們都很羨慕，也想要嘗試練習瑜伽。

瑜伽有助於預防頸椎症候群

瑜伽確實能夠預防頸椎症候群，也可以緩解頸部疼痛，以下有幾式瑜伽參考：

眼鏡蛇式

眼鏡蛇式可以強化肩部、背部的深層肌肉與臀大肌，這個動作與坐姿是近乎相反的動作，因此可以舒緩久坐造成的姿勢問題。

步驟：

ⓐ 採俯臥姿，額頭貼地，雙手手掌放置於身體兩側。

ⓑ 吸氣，腹部用力，同時用雙手支撐身體，用背部的力量慢慢地依次抬起頭部、頸部、胸部、腹部，直至雙手的肘關節完全伸直為止，吐氣。

ⓒ 吐氣，肩膀放鬆不聳肩，打開胸腔，頭微抬，但是依舊面朝下，腳背和腳趾確實貼地。

ⓓ 停留在ⓒ動作，自然深呼吸3至5次，然後回到ⓐ。

眼鏡蛇式

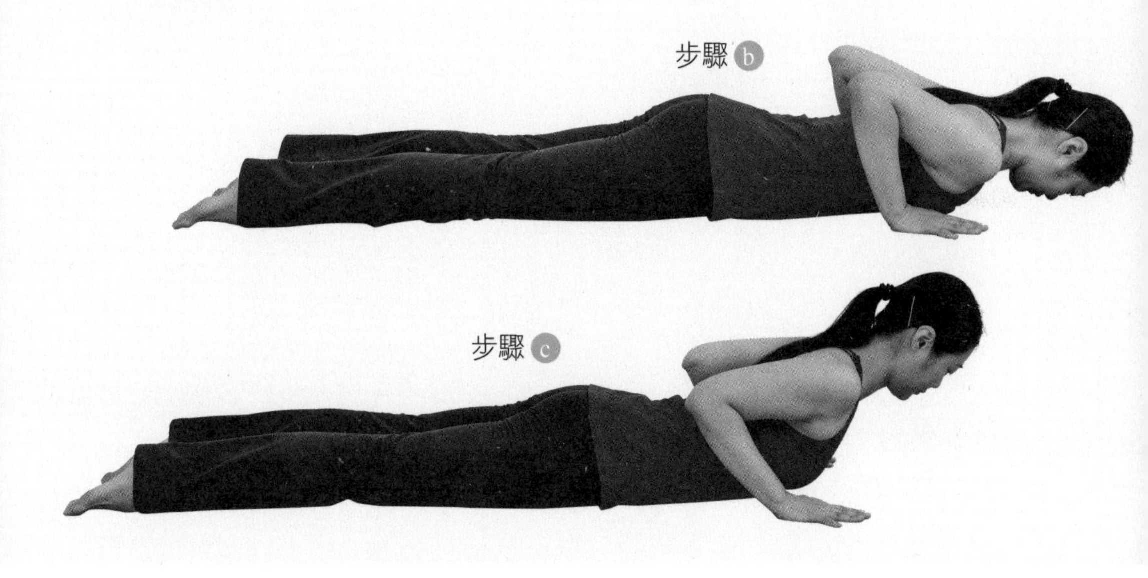

貓伸展式

貓伸展式幫助強化脊椎及周遭肌肉群，放鬆頸部及肩部肌肉。

ⓐ跪於地板，雙手支撐身體。

ⓑ吸氣，脊椎向下伸展，抬頭，頸部向上，臀部向上翹。

ⓒ呼氣，含胸，拱背，垂頭使頸部自然垂下，腹部肌肉收緊，整個背部儘量向上拱起。

ⓓ再次吸氣，回到ⓑ的姿勢。重複3至5次。

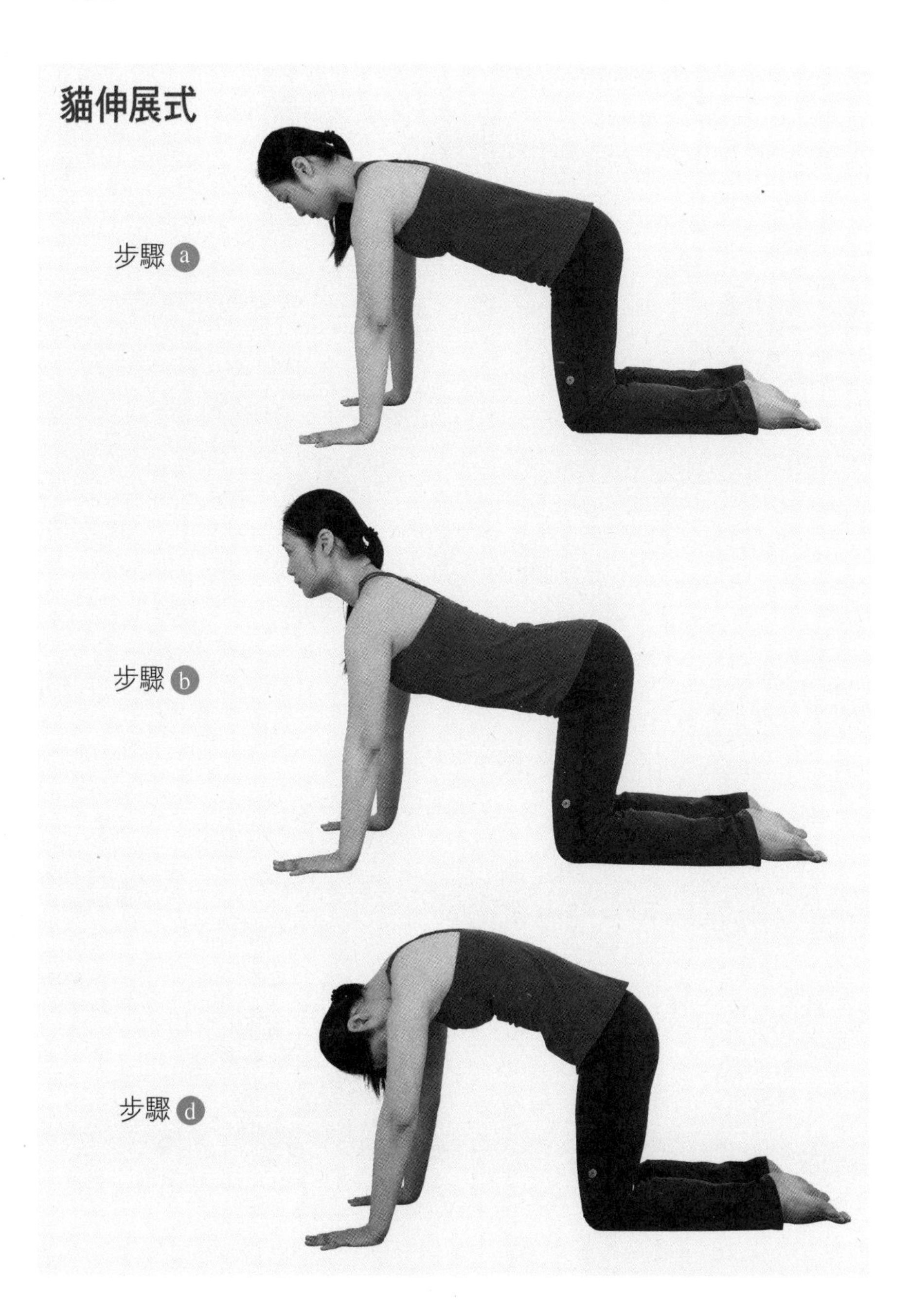
貓伸展式
步驟 a
步驟 b
步驟 d

魚式

魚式可以伸直頸部、胸部、背部，促進機體吸氧，有助於平心靜氣，改善情緒問題，需要注意的是，高血壓患者不適宜進行該體式的訓練。

ⓐ身體仰臥在地上，雙腿併攏伸直，雙手併攏置於臀部下方，調整呼吸。

ⓑ吸氣，頭後仰下巴向上抬，以雙臂的的手肘作為支撐抬起上身，頭頂靠地，用力向上挺起胸部，使上身呈弓型，保持十到三十秒。

ⓒ吐氣，慢慢放下身體，恢復起始動作，深呼吸數次。重複數次。

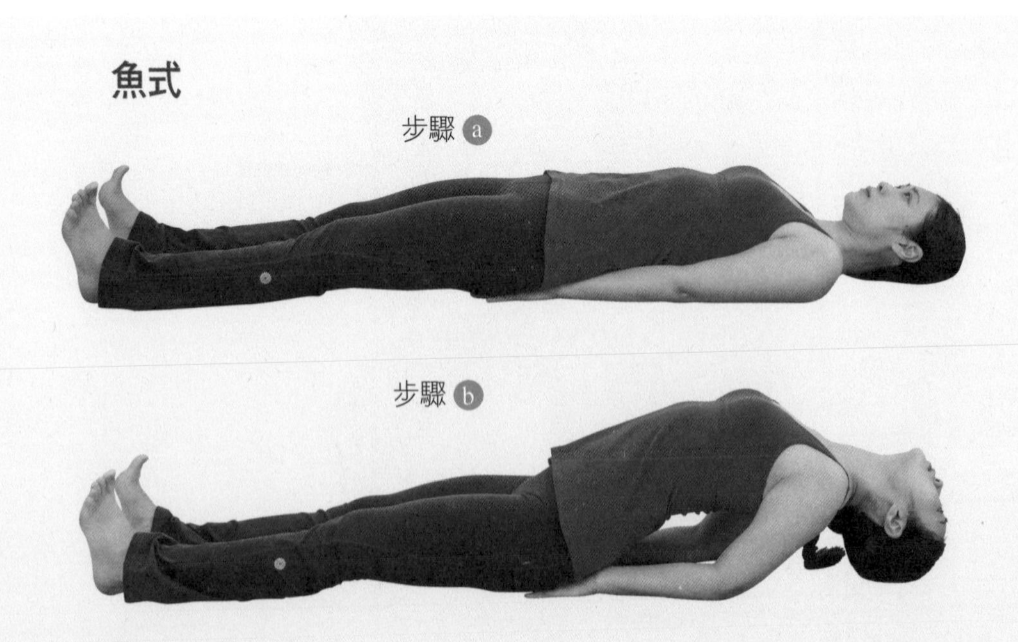

桌前做運動預防頸椎症候群

手臂伸展　增強體側及脊椎的拉伸效果

ⓐ身體挺直，雙手手指交叉，反掌將手心朝外，然後雙手向前平舉，與肩同高。

ⓑ手掌用力向外推，使手臂外側及肩胛部位得到伸展。維持10秒之後，雙手上舉手指不再交叉，手肘伸直貼近耳朵，維持10秒。

ⓒ維持雙手上舉，將上半身向左側傾，右手手肘保持伸直，左手手肘微彎，維持10秒後，回到中央。接著換邊重複同樣動作，10秒後雙手回到中央，放鬆。

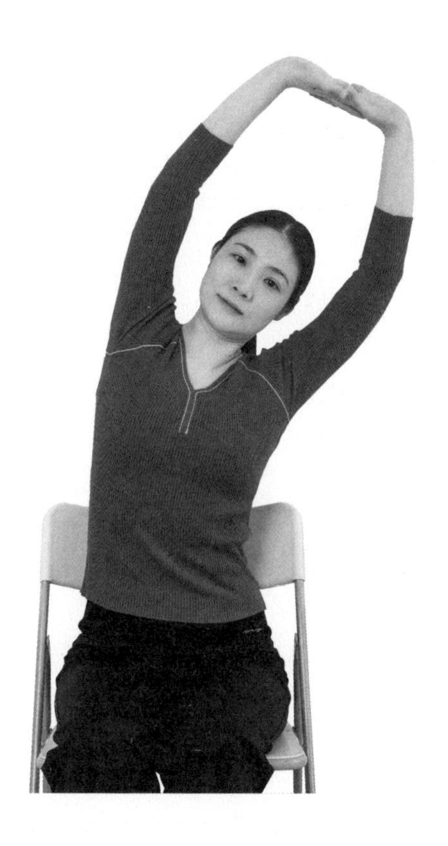

肩胛伸展

緩解僵硬的肩膀及上背部

ⓐ雙手十指交叉，置於後頸部上方與耳朵同高的位置。

ⓑ雙手手肘往後伸展，感覺到背部兩側的肩胛骨向內收縮，胸部同時擴張。

ⓒ維持10秒後放鬆，重複5次。

前胸伸展

強化肩背肌肉對疲勞的耐受度，改善頸椎的穩定性

ⓐ坐在椅子前1/2的位置，臀部緊貼在椅墊上。

ⓑ雙手向後抓住椅背，吸氣後身體向前傾，背部左右肩胛骨則向脊柱靠近。

ⓒ維持15秒後放鬆，恢復坐姿，共重複5次。

三頭肌伸展

放鬆肩膀肌肉，緩解頭重感

ⓐ將右手臂向上舉，手肘緩緩彎曲，並輕靠在頭部後方。

ⓑ左手扶著右手肘並且輕輕往左下壓，感到上臂內側拉長。

ⓒ維持15秒後放鬆，換邊。左右各重複5次。

頸側伸展　緩解頸部肌肉的緊張，達到放鬆的效果

ⓐ肩膀放鬆，右手放在頭頂，左手自然垂下。
ⓑ頭部緩慢地向右傾，右手輕輕將頭下壓，感覺左側頸部被拉直。
ⓒ維持15秒後放鬆，換邊。左右各重複5次。

啞鈴體操也是預防頸椎症候群的好方法

屈肘擴胸

ⓐ兩腳與肩同寬站立，兩手持啞鈴自然垂下。
ⓑ彎曲兩手肘，後擺擴胸，再垂下雙手。
ⓒ重複15次左右。

斜方擊出

ⓐ兩腳與肩同寬站立，兩手持啞鈴，手肘彎曲於胸前。
ⓑ上半身稍向左轉，右手向左斜方擊出，然後回到胸前，身體轉回，換邊進行。
ⓒ左右各進行6次。

上方擊出

ⓐ兩腳與肩同寬站立，兩手持啞鈴，手肘彎曲於胸前。

ⓑ左手向上方擊出，然後回到胸前，接著換邊進行。

ⓒ左右手交替各做6次。

左右外展

ⓐ兩腳與肩同寬站立，兩手持啞鈴自然垂下。

ⓑ右手臂伸直從右側慢慢抬起至肩膀高度，然後慢慢放下，接著換邊進行。

ⓒ左右手交替各做6次。

上下外展

ⓐ兩腳與肩同寬站立，兩手持啞鈴自然垂下。

ⓑ右手臂伸直從前方慢慢高舉過頭，然後慢慢放下，接著換邊進行。

ⓒ左右手交替各做6次。

聳肩運動

a 兩腳與肩同寬站立，兩手持啞鈴自然垂下。
b 握好啞鈴兩臂向下伸直，兩肩用力向上聳起向後旋然後放下。
c 反覆進行15次。

前後擺動運動

a 兩腳與肩同寬站立，兩手持啞鈴自然垂下。
b 握好啞鈴兩臂向下伸直，以約45度角交替向前後擺動。
c 重複10次。

開車族一分鐘舒展操

小莊是日用品的業務經理，平時必須負責拜訪全國客戶，維繫良好關係，以維持訂單量，有時候一整天下來，花了大半天在開車，遇到尖峰時段，還得塞在車陣中，除了身體疲憊之外，心情也煩悶。最近小莊特別感到開車時全身都不舒服，肩膀僵硬、脖子痠痛，手臂也容易發麻，看了醫生之後，結果是得了頸椎症候群。小莊心想，除非換個不開車的工作，要不然怎麼改善病情呢？

長時間駕駛的人也是頸椎症候群的好發族群之一，除了因為維持固定姿勢造成頸椎勞損、頸部肌肉僵硬之外，開車時容易心情緊張、煩躁，也會引起交感神經失調的問題。其實在等紅綠燈或塞車時，可以適時的做些舒展操，緩解肩頸部的痠痛與緊張，預防頸椎併發症。

轉頸

吸氣時頭向右轉，然後呼氣，將下巴往下儘量靠近胸部，接著換邊進行。左右各重複

5次。可緩解頸椎的壓力與緊張，增加椎動脈供血量，防止缺氧引起的頭暈、疲倦感等。

挺胸

雙臂往座椅後伸，用雙手抓住椅背。向前挺胸，頭部往上仰45度，重複做5次。能有效伸展肩關節、擴胸及緩解壓力，防止姿勢不良引起的駝背。

展肩

背部挺直，雙手環抱住肘關節，然後將雙臂抬起放在腦後低頭，眼睛向下看，同時深呼吸。接著全身放鬆，然後重複上述動作5次。能使脊椎得到伸展，預防腰椎間盤突出。

轉腰

身體坐直，肩膀下沉。腰部向左轉動帶動身體也向左轉，將右手搭在方向盤上，左手則向後放在椅背上。然後換邊進行，左右各重複5次。此舒展操能活動腰椎及韌帶，同時防止長時間開車造成的身體僵硬。

提腳

右膝提起，右腳尖朝上，持續5秒鐘。接著右腳尖朝下，持續5秒鐘，然後還原。然後換邊進行，左右各重複做5次。可活動腳踝關節，舒緩腿部肌肉的緊張與水腫，防止小腿肌肉韌帶疲勞損傷。

駕車中簡單有效的頸椎症候群預防方法

駕駛汽車如果姿勢不正確，長期下來就會導致頸椎症候群，因此，汽車駕駛應該要注意以下幾點：

❶ 駕駛座的調整

開車時正確的踩踏動作，是將腳跟靠在地上，在油門與煞車之間移動，所以，開車前請先確認右腳可以確實踩下煞車和油門，踩踏時只移動膝蓋以下的部位，如果移動時感到礙手礙腳，就是駕駛座調得太前面了。

再來，當雙手握住方向盤時，手肘稍可彎曲就是駕駛座椅背的傾角最好的角度，接著再確認背部及臀部都能緊貼座椅，因為當身體和座倚肩有空隙，車子行進間轉彎或路面顛簸時，會造成身體晃動，此時容易導致頸部勞損，因此最好將座椅調整至跟身體之間沒有任何空隙。

有些車子的座椅可以調整高低，要避免因為視線不佳一直抬頭或是身體前傾，可以將座位調高。此外，汽車座位頭枕的高度要靠在頭的後方，而不是脖子的位置，如果被後方車輛追撞時，可以減少頸部扭傷的危險。

❷ 適度休息

長途駕車時，每兩個小時就應該要休息一下，或是與同伴輪流開車。利用休息以及停紅燈的時間，可以做些頸部、手臂的伸展。

❸ 發生意外時

如果不幸發生意外，頸椎或腰椎受到撞擊，要注意不要隨意移動，應該等到醫護人員到現場，由專業人員協助移動身體，才不會造成永久性的傷害。

會傷害頸椎的不當姿勢有哪些？

楊小姐是內勤工作人員，平時工作幾乎都是坐著，時間一久，開始有了肩、頸、腰及腿部的痠麻症狀。楊小姐聽說腰痠背痛與姿勢不良有很大的關係，覺得應該要糾正自己的坐姿，於是抬頭挺胸，坐得筆直，但是不到一星期，就覺得全身痠痛，只好去看醫生。醫生告訴她，坐得太直容易傷害頸椎，這與一般人的觀念不一樣，讓楊小姐感到困惑。

坐得太直傷脊柱

當人體坐得太直或是駝背都會傷害到脊柱，有些人臀部只坐到椅面的三分之一處，造成背部與椅背距離加大，不但坐不穩容易下滑，也會造成背脊的損傷。此外，挺胸拔背的坐姿會使全身肌肉緊繃疲勞，脊椎管內壓力也會因此升高。相反地，當人體駝背時，脊椎生曲度變成C字型，此時頭部前傾造成重量落在身體前方，這時頸椎為了支撐頭部就必須更用力向後撐起，這樣就會導致頸部肌肉承受更大的壓力。

這些不正確的姿勢都會造成頸椎壓力、變形，誘發頸椎症候群或是使病情加重。

上班族正確的坐姿是腰部挺直，雙腳平踏在地面上，雙角腳尖朝向正前方，腳掌平貼於地面上，背部緊貼於椅背，必要時可以在椅背與腰部之間加個靠墊，以輔助支撐腰椎聲理曲度。使用電腦時，電腦螢幕略低於平行視線，讓眼睛視線落在電腦螢幕正中央。打字時肩膀應放鬆，不要前傾或是聳肩，手臂自然垂下，可以輕放在桌上或是靠在椅子扶手上，前臂、手腕及手掌應與鍵盤、滑鼠等保持同一水平。

用不良姿勢接電話

辦公室裡常見的畫面便是手上一邊工作，一邊側頭夾著電話講話，這種姿勢會造成頸部單側過度伸展，造成肌肉勞損。加上辦公室的空調過冷，工作壓力造成的疲勞等因素，就可能引起經常性落枕，嚴重的話還會導致頸椎症候群。接聽電話時的正確姿勢，頭頸部應該保持在中心線上，一隻手持話筒，可以將手肘靠在桌上或扶手上減輕壓力，並且要避免以頭和肩膀夾著話筒講話。如果因為工作需要長時間講電話，建議以耳機、麥克風或是免持聽筒的方式，減少因為不良姿勢對於頸椎造成的傷害。

胸罩穿戴不當

所謂的「胸罩症候群」，是由於長期穿著細肩帶式的胸罩或是胸罩尺寸太小、過緊而引起的。過細的肩帶使得肩頸部承受的壓力過大，經過長時間的運動便會造成肌肉過度疲勞、血液循環障礙等症狀。過緊的胸罩則會限制胸廓收縮及舒張不順暢，影響到呼吸功能。

更嚴重的是，過緊的胸罩會壓迫到頸部肌肉、血管、神經，造成上肢麻木、頸部痠痛、頭暈、噁心、呼吸不順等症狀。尤其是乳房過大的女性，胸罩不宜穿太緊，還有哺乳期的產婦，也容易導致頸部肌肉疲勞，建議可以隨生理變化調整胸罩的鬆緊帶，平時還可以熱敷、按摩來舒緩穿戴胸罩對肩頸部造成的肌肉勞損。經臨床研究證實，每天穿戴胸罩超過12小時，會提高罹患乳癌的風險，所以睡覺時應該不穿戴胸罩，沒有外出時也可以儘量少穿胸罩，以減少對胸部帶來的束縛與負擔。

一天到晚都低頭

研究更指出，當人體在使用手機時，頸部彎曲的角度與造成的頸椎的壓力大小成正比，當頭低的角度愈大時，施加在頸椎上的壓力也就愈大，如果低頭角度呈現60度，頸椎承受的壓力，會瞬間提高至相當於一個小孩子的重量，約27公斤左右。

現代人每天使用電腦上網、通訊、辦公，時常使用過度忽略了時間，特別是平板電腦和手機，因為攜帶方便操作容易，而常拿在手上或放置於腿上使用，造成頸部、手肘、手腕痠痛且負荷過大。長時間下來，更容易造成頸椎壓力過大，出現提早退化現象，或是發生「簡訊頸」（Text neck），也就是「重複性勞損」（repetitive strain injury，簡稱RSI）的症狀，嚴重者還可能需要進行手術治療。

因此，低頭族要特別注意每半小時要休息一下，適度做些頸椎的運動，也不要躺在床上滑手機，當感覺到肩頸痠硬時就是頸椎症候群的警訊，千萬不要輕乎。

躺著看電視

根據臨床統計，不少患者是因為躺著看電視而引發頸椎症候群的，這些患者主要都是青少年學生及中年上班族居多，臨床表現為頸部僵硬、眩暈，有些患者還會出現背部及胸部疼痛。

躺在沙發或床上看電視時，頭頸部成為著力點，而頭部會因為人們不自覺的長時間維持同一姿勢，導致頸部肌肉疲勞僵硬，當我們覺得不舒服突然轉動頭部時，因此時肌肉僵硬，其反應能力減弱就容易造成肌肉扭傷，嚴重的話還會形成關節脫位。加上電視的位置如果過高或是過低，更加容易造成頸部肌肉勞損，產生疼痛的症狀。此外，長時間躺著看電視的結果，也容易導致肥胖、眼睛乾燥等疾病。

不良的姿勢是誘發頸椎症候群發生的重要因素。正確看電視的姿勢，應是採取正確的坐姿，且每隔半個小時起身活動一下頸部或伸展一下身體。

吊帶也會傷頸椎

許多追求時尚的女性在夏天喜歡穿著吊帶衫，但吊帶長時間繫在脖子上，會造成頸部不自主地向前屈，維持這種姿勢太久，容易加重頸椎復單，造成肌肉組織緊張、痙攣，加速頸椎的退化性病變，引起椎體骨質增生、韌帶鈣化、刺激相鄰的神經根等現象，提高頸椎症候群的發生率。

另一方面，在夏天許多室內的空調溫度都很低，穿著帶衫或是低領、露背裝工作，容易使這些部位受寒，引起肌肉組織痙攣、疼痛，誘發頸椎症候群。因此，建議愛美的女性儘量不要穿著吊帶式的衣服，在冷氣房裡也應該要多披件外套。

經常在車上睡覺

許都現代人有熬夜的不良生活習慣，有些人則是因為工作壓力過大，導致睡眠不足或是容易感到疲勞。於是在上下班坐車的途中，許多人會趁機打個盹，其實這是對於頸椎來說是一個危險動作。

當人體進入睡眠狀態時，身體各部位的器官包括肌肉都處於放鬆的狀態，因此身體的平衡感與保護機制都會變得較差。而在行駛中的車輛上睡覺，如果遇到緊急剎車、路面不穩或是加速前進的情況，頸椎要維持身體平衡就會出現幅度更大的動作，因此容易發生錯位，使頸椎受到傷害。尤其是側著頭打盹的姿勢，容易導致落枕更加危險。

除了避免在車上睡覺之外，如果通車族因為實在太累想在車上小歇一會，最好背部要靠著座椅，使上半身有支撐的力量，並且利用U形頸舒枕墊固定頭部，減少頸椎的負擔。

趴在辦公桌上午休

午睡對於處於緊張壓力的上班族來說，是休息的好機會，但是長期趴在辦公桌上午睡，卻會提高許多疾病的發病機率，例如眼睛、消化道、呼吸道、腦血管以及手臂、手肘的神經和脊椎等部位的疾病。

許多人趴在桌子上睡覺超過15分鐘，就會發生手臂痠麻的現象，有時候還會感覺脖子痠疼，因此並沒有良好的睡眠品質。趴在桌上午休過久，讓頸椎長時間維持在脫離頸椎曲度的姿勢，導致頸部肌肉疲勞及脊柱變形，因此醒來後就會感到脖子僵硬或痠痛，而且有可能會引發頸椎症候群。

因此在午休時，最好可以仰躺，找到一個可以後仰支撐頸部的地方，利用U型頸舒枕墊固定頭部。此外，在有空調的房間內，要做好保暖措施，以免受寒。在不得已必須趴睡的情況之下，應該要撥空適度地做伸展，恢復肩頸部的肌肉疲勞與錯位。

緩解背部不適的小方法

庭萱是一名大學生，目前除了準備畢業考之外，同時還要準備研究所考試。長期的伏案學習使她的背部、頸部都很不舒服，父母知道後很擔心，陪伴她一起去看醫生，醫生說她有頸椎症候群的症狀。

長期保持同一種姿勢，或是經常用不當的姿勢提重物，容易導致背部肌肉痙攣，使背部產生不適，這種不適可以透過治療及自我保養緩減症狀。

床上背臀伸展

a 屈膝平躺在床上，縮緊臀部肌肉，雙手交握放在枕部耳後位置。

b 雙手手肘向臉頰收近，手腕內側貼近耳朵處。

c 緩慢將頭部向前向上推，直到後頸部感覺被拉直，維持10秒。

d 緩慢將頭放下，恢復平躺姿勢。重複動作5次。

背部伸展操

ⓐ雙手置於腰上，緩慢地向後傾身，停留5秒，然後緩慢地恢復正常站姿。

ⓒ重複5次，在工作或是讀書時，每隔一小時就起身伸展一下。

毛巾操

ⓐ洗澡或是平時都可以進行，左手在上，右手在下，在背後拉住毛巾。

ⓒ上下拉動毛巾，像是搓背的動作，來回10次後換邊。

別把軟床當成高品味的享受

去年趙先生領了年終獎金，特別為自己買了一張柔軟的新床，犒賞自己一年的辛勞，沒想到幾個月下來，睡眠品質似乎沒有比以前好，還時常感覺到全身痠痛，甚至出現胸痛、頭暈、心律失常的現象。

趙先生以為自己得了心臟病，到醫院經過一番詳細的檢查，結果醫生告訴他並沒有心臟病，而是頸椎症候群，詳細詢問之下，才知道是睡軟床造成的。

過於柔軟的床墊，會讓身體的重心落在肩、背以及臀部，導致胸椎至腰椎的部分沒有著力點。當進入睡眠狀態時，韌帶、肌肉也會呈現放鬆的狀態，因此胸椎各關節在失去保護的情形下，一旦翻身就容易發生胸椎椎間關節錯位，使椎間孔變窄而壓迫到椎間孔內交感神經的情形，此時，因交感神經受到壓迫而出現心律失常、胸痛、胸悶等症狀，所以常被誤診為冠心病。

應該如何選擇床墊呢？

由於每個人的身形、重量及睡眠習慣不同，因此在購買床墊時，一定要先試躺，測試床墊是否能夠支撐背、腰及臀部，並且注意是否能夠輕易地翻身。

*尺寸

床墊的尺寸要以睡的人的身形為主，一般長度以自身身高，在往上加15至20公分為宜，寬度則以仰躺後，身體距離側邊床緣還有約20至30公分，床座加上床墊的高度以人站立時高於膝蓋約10至15公分為佳，方便上下床的動作。

*軟硬度

床墊的軟硬度直接影響到身體的生理曲度，好的床墊必須具有支撐力，而且軟硬適中。不只是過軟的床墊對於脊椎會造成傷害，過硬的床墊也無法維持S形的生理曲度，造成胸椎、脊椎等原本向後彎的脊柱區段被迫向前，同樣會影響到脊椎的健康與睡眠品質。

＊材質

床墊的材質琳瑯滿目，獨立筒彈簧床墊可以順應人體不同部位的重量來平均施力，無論側躺或是仰躺，都能夠順硬體型；記憶床墊的成分是惰性泡棉，可以在短時間內透過使用者的溫度，來調整床墊上的身型曲線，達到平均支撐人體的作用；乳膠床墊屬於天然材質，具有天然的彈性，還具有透氣、散熱佳、抗霉及容易清潔等優點。

頸椎的24小時保養法

江小姐在電腦程式設計公司已經有五年的資歷了，同事間有許多人罹患頸椎症候群，但是江小姐卻從沒有這樣的困擾。同事好奇地問她，才知道她知道自己的職業很容易得到頸椎症候群，因此每天很積極地保養身體，從起床到就寢，不但注意許多避免頸椎受損傷的小細節，還不間斷地維持適度的運動，所謂「習慣成自然」，每天花少許的時間，換來身體的健康，是一項聰明的選擇。

近年來由於生活型態的改變，許多老年疾病發病的年齡層都逐漸降低，頸椎症候群也不例外，以往通常在40歲較常發病，現在已經提早到30歲了。

頸椎症候群令人頭痛的是，頸椎是連結軀幹與頭顱的重要管道，脊椎、心血管及神經中樞都與頸椎息息相關，一旦頸椎發生病變，也將影響到其他相關部位。因此，頸椎的保養與頸椎症候群的預防，就顯得格外重要了。

一天二十四小時當中，保養頸椎的方式有以下幾點建議：

＊早晨起床時

清晨時氣溫通常都較低，所以隨時在床邊準備一件外套，半夜或是清晨起床時注意保暖，保護好頸背部不受寒。同樣的，在有空調的辦公室中，可以準備一條披肩，不讓肩頸部直接吹到冷氣或是電風扇。如果覺得有受寒的症狀，可以喝杯薑母茶祛寒。

＊上班途中

如果是開車上班，要注意調整座椅，其距離剛好讓腳能輕鬆踩油門，且身體背部能貼緊椅背，以免沒有支撐讓腰部騰空；如果是搭乘大眾運輸工具，要避免在車上打瞌睡，以造成頸部的損傷；走路上班的人，則要避免彎腰駝背，因為駝背時，上半身的重量會集中壓迫在腰椎上，長時間下來就會出現腰痠、腰椎長骨刺等症狀。

＊工作中

工作中小心工作帶來的頸椎傷害，例如長時間維持在電腦前、用單側夾住電話筒講電話或是從高處拿東西、長時間抬頭、不當的姿勢提重物等，都應該要修正為正確的姿勢，才不至於使肩頸背部受到傷害，例如正確的坐姿、使用輔助梯拿高處的東西、先蹲下再撿起掉落的物品等。

＊休息時間

工作一個小時至少要休息5至10分鐘，利用休息時間做做伸展操，保養頸部。例如：5分鐘的頸椎伸展，端坐在椅子上，分別做左轉、右轉、低頭、抬頭、前伸、後縮及順、逆時針環繞動作，每次5分鍾，注意動作要特別輕柔緩慢。

＊午休時間

前面提過趴睡對頸椎造成的傷害，因此在午休時間，如果能夠仰睡就儘量仰睡，如果無法避免趴睡，應該在午睡後做些舒緩肩頸部壓力運動，例如擴胸、肩頸伸展等。

＊下午茶時間

經過了一整個上午的工作，到了下午兩、三點身體可能已經感到疲憊，此時可以做些按摩，恢復精神與體力。例如：以雙手手指放於頸部後，輕柔地來回按壓頸部連續50下，直到頸部發熱為止，可緩解頸椎的疲勞。

＊下班時間

許多人下了班就窩在沙發上看電視，這時候可以利用時間做些簡單的運動，例如緩慢地彎腰至90度，兩隻手臂像老鷹飛行一樣伸展開來，越高越好，不要將頭抬起來，維持這個姿勢5分鐘，可以增加頸椎部肌肉的強韌度。

頸部的軟組織如果缺乏活動，就會因營養不良導致退化，如果可以到戶外進行對頸椎有益的運動項目，如游泳、打球、瑜伽等，都是下班後對於保養照護頸椎是很好的方法。除此之外，上班族在準備晚餐時，可多補充核桃、黑芝麻、大骨、山萸肉、生地等食材，具有強壯筋骨，延緩頸椎退化性病變的功效。

＊就寢時間

洗完澡後進行熱敷，不但有助於睡眠還能保養頸椎。將毛巾浸泡於40至45℃的熱水中，擰乾後敷於頸部後方，每5分鐘更換一次毛巾，每次熱敷時間約15分鐘，重複3次。

選擇合適的枕頭與床，對於頸椎的保養也很重要。不要因為過高或過低的枕頭，以及過於柔軟的床墊等造成頸椎勞損。此外，就人體的生理曲度來看，睡眠的姿勢採平躺仰睡對於頸椎的恢復與休息較合適，有臨床實驗也證實，平躺對於身體器官是最好的姿勢。而根據臨床資料顯示，大部分患有肩周炎的人，都是採側睡的姿勢。

另一方面，有許多人有在睡前看書的習慣，要避免將頭、背部靠在床頭，雙腳平放，坐著或是躺著在床上看書，這樣的姿勢會造成脊椎、骨盆與膝蓋的傷害。

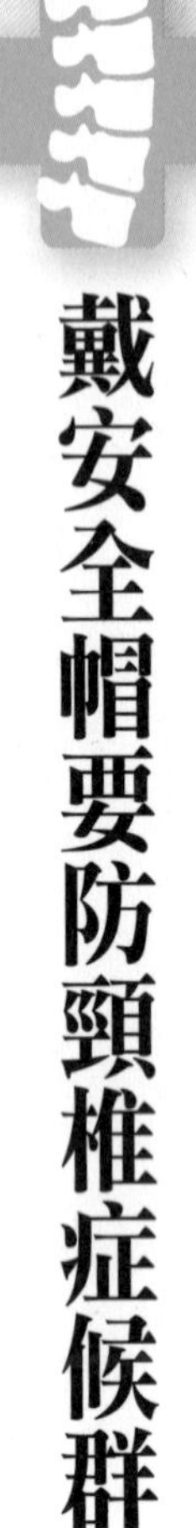

戴安全帽要防頸椎症候群

俊龍今年考上大學，父母為他買了輛摩托車，並且叮嚀他騎車一定要戴安全帽。雖然戴安全帽很悶熱，但是為了安全起見，俊龍騎車時一定都會戴上父母特地挑選的全罩式安全帽。前幾天俊龍發現自己的脖子痠痛，而且越來越嚴重，於是到醫院去檢查，結果是頸椎症候群。醫生疑惑俊龍這麼年輕，為什麼會罹患頸椎症候群，詳細問診之後，發現應該是安全帽惹的禍。

台灣施行強制機車騎士戴安全帽已多年，的確使頭部外傷患者及神經外科急診手術的數量顯著下降，研究也證實佩戴安全帽對於機車騎士的安全，的確有一定的效果。值得注意的是，使用安全帽不當，可能會引起頸椎症候群。這是因為人體的頸椎是脊椎骨中活動範圍最大，但也是最脆弱的部位。頸椎的功能為支撐頭部重量，並保持頭部平衡，如果頭部負荷過重，頸部長期姿勢不良，就會造成頸部的急慢性損傷，導致頸椎失穩，椎間盤退變，頸部周圍神經、血管受壓，骨膜因為不當的牽拉與刺激引起骨質增生，這些都是頸椎症候群的症狀。

機車騎士戴的全罩式安全帽通常都有一公斤左右，頭顱本身的體積和重量對於頸椎施加的壓力已經不小，機車行走時的速度和震動都會增加頸部的負擔。如果還頂著厚重的安全帽，頸椎要承受的壓力就更大，日久將會產生慢性肌肉勞損、骨刺，出現肩、頸部或背部肌肉僵硬，痠痛不適，甚至噁心、嘔吐、頭昏目眩等症狀。

因此，機車騎士應該要注意預防頸椎症候群，正確地使用安全帽。首先，戴安全帽時應放下面罩並繫緊扣環，使頭部可以緊貼著安全帽減少晃動。有些人為了方便，認為戴安全帽是為了應付警察，就隨便扣上安全帽，導致過於寬鬆的安全帽增加頸部負擔，也失去了保護頭部的作用。

此外，騎車時要視線直視前方，肩膀自然下垂不聳肩，手肘自然放鬆不外張，並將手指握於把上且拇指需內扣，再來雙腳平放在腳踏板上，膝蓋不向外張開，並且距離車體約一個拳頭，接著背部放鬆、不要過分挺腰或完全駝背，這樣正確的姿勢可以增加身體的靈活度與柔軟性，在遇到坑洞或緊急狀況時，可以快速應變並吸收車輛晃動與衝擊，使車輛能夠保持在掌握之中，並且保護脊椎與頸肩不會受到衝擊，可以有效地減少頸椎所承受的壓力。此外，停車將安全帽摘下後，適度地按摩及活動頸部，能有效防止頸椎症候群。

過重的背包背出頸椎症候群

譚小姐是個室內設計師，平時除了畫設計圖之外，還要到施工地點去監工，因此，她總是背個大包包，將所有工作上的必需品都隨身帶著。工作幾年下來，因為她的設計有不錯的口碑，生意也越來越好。上個月到工地巡視時，發現自己的肩膀和脖子很痠痛，以為是因為自己常低著頭畫設計圖得了頸椎症候群，到醫院檢查後發現，她的左右肩膀高度相差了2公分，醫生說這是因為平時單側背過重的包包所引起的。

時下許多人因為注重時尚而喜歡背大包包，認為大包包不僅新潮，而且容量大，可以把筆記型電腦、手機、化粧品、文件等都塞進去，因此，許多人平時上班就就背著五、六公斤的包包走動。

長期背著過重的包包，會使脊柱向負重的那一邊側彎，為了維持脊柱平衡，另一側的肌肉就會繃緊，時間一久就會引起頸肩背部肌肉勞損；而且過重的包包會壓迫到頸部的肌肉、血管及神經，長期下來，可能導致無菌性炎症、脊柱小關節錯位、肩頸痠痛、上肢麻木等症狀，嚴重時病人甚至連做轉頭動作都有困難。

現在的包包大多以單肩為主，人會習慣性地抬高肩膀以防背帶滑落，這個動作會造成肩部肌肉收縮、緊繃，無形中造成肩部肌肉勞損，誘發頸椎症候群。為了防止頸椎症候群的發生，首先要減輕包包的重量，背包的理想重量應以不超過2公斤為原則，如果有太多的物品需要攜帶，建議分裝在不同的提袋中，左右手平均分配重量。其次，儘量選擇後背式的包包，如果一定要側背，務必左右兩邊輪流交替背，不要將重量長期壓在同一邊的肩膀上，並且行走時要維持正常的生理曲度。

日常生活中可以加強鍛鍊來緩解負重產生的肌肉疲勞，例如健走、游泳等，都是緩解頸肩等部位損傷很好的運動。

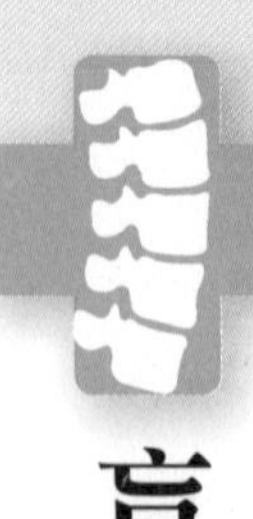

盲目節食減肥，招來頸椎症候群

范小姐是個平面模特兒，雖然已經擁有人人羨慕的身材，但是總覺得自己還是太胖，總是想辦法減肥，希望能夠得到更多粉絲的喜愛。她每天都吃得很少，有時候甚至只吃水果，幾個月下來，果然瘦了不少，但是同時身體也出了狀況。范小姐近日來總覺得全身痠痛，經過休息也沒有好轉，看了醫生之後，結果是骨質疏鬆引起頸椎症候群。

減肥似乎是所有愛美的女性熱門的話題，許多人靠節食減肥，只吃蔬菜和水果等粗纖維，其實這種方式容易造成鈣質吸收障礙，使人體發生營養不良的情形，甚至會導致頸椎症候群。其原因如下：

*影響鈣質吸收

不當的節食會造成營養不均，鈣質吸收不良。當人體內的鈣質缺乏時，身體機制會從骨骼中釋放大量的鈣離子來維持平衡，因此造成骨質疏鬆，甚至引起關節炎等骨骼的疾病，而骨質疏鬆的情形對於活動量很大的頸椎而言，很容易會造成損傷，誘發頸椎症候群。

*降低膠原蛋白含量

人體的骨骼中除了鈣、鎂、磷等礦物質外，還有70％是膠原蛋白，其功能是維持皮膚及器官組織的形態與結構，與修復身體各損傷部位的重要物質；對於骨骼來說，身體吸收的鈣必須依附在膠原蛋白上，才可以在骨骼中累積，一旦缺乏膠原蛋白，就會導致鈣質流失，誘發骨質疏鬆。當膠原蛋白含量不足時，內臟器官、皮膚、骨骼均會受到不良影響，而出現問題。因此，為維持身體正常活動，膠原蛋白是人體不或缺的重要成分。

盲目節食減肥，造成體內膠原蛋白缺乏之時，除了鈣質流失之外，還會因軟骨柔軟度下降，導致關節的磨損。而對於頸椎來說，當椎體間的軟骨彈性不佳，運動時則會造成嚴重的磨損，使得頸椎的退化性病變加速，導致頸椎症候群的發生。

跳水運動應注意事項

春雄今年24歲，喜歡水上運動，有一群志同道合的朋友，經常到泳池、海邊去進行水上運動。他特別喜歡跳水，覺得很刺激。有一次跟朋友們到泳池去游泳，正準備跳水時，不料同行的朋友開了玩笑，從後面推了他一把，結果因為姿勢不良，造成頸椎脫位，需要住院接受治療一段時間。

跳水是一項刺激的活動，尤其獲得許多年輕人的喜愛，然而跳水也是一項容易造成頸椎損傷的運動。根據臨床上的統計，跳水造成的頸椎損傷主要以頸椎骨折、脫位、半脫位較多見，骨折時併發脊髓損傷的機率高達50％，部分患者會導致外傷性截癱，而造成15％左右的患者死亡。

大多是因為不當跳水發生頸椎損傷，例如：從跳水台蹬出時力道太小、入水點太近、角度太大，或是入水時撞上其他游泳者等。除此之外，泳池的水若不足2公尺深度也會造成頸椎受傷。如果在戶外的湖泊溪水中跳水，也很容易因為對於環境不熟悉發生頸椎受傷的意外。因此，為了防止跳水造成頸椎的意外，必須要加強安全教育，絕對不可以在水過淺的游泳池，或是不熟悉環境的戶外湖泊、溪水中跳水。

練習跳水前要充分的暖身，伸展四肢、腰背、頭頸等關節，尤其是初學者，更需要經過正規教練的培訓再單獨進行跳水，減輕對頸椎造成的傷害。此外，現場如果有人頸椎受傷，不要隨意搬動患者，必須要等待專業醫護人員到場，更不能隨意進行按摩，以防損傷神經。

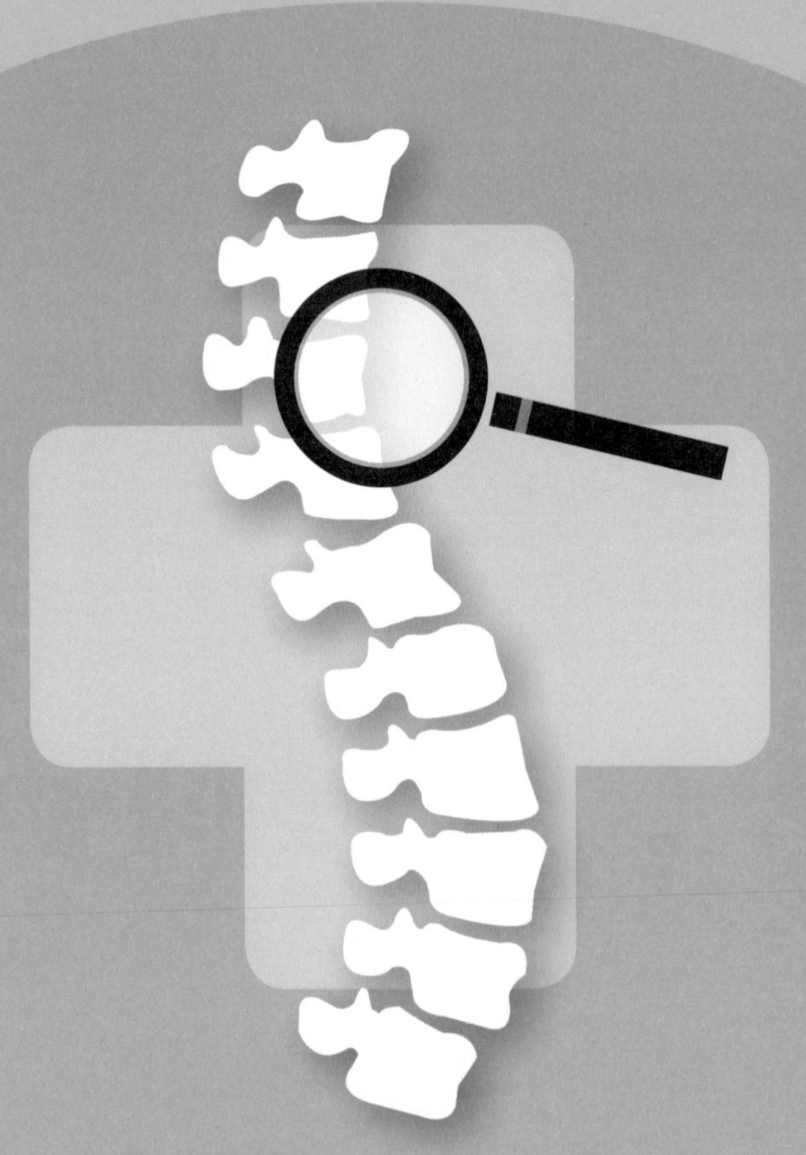

Cervical vertebra

頸椎症候群的治療——食療・常用藥物・非藥物治療指南

頸椎症候群患者飲食調養宜忌

卜阿姨退休後因為打發時間，又聽人說打麻將可以預防老年癡呆，因此三天兩頭就與姊妹淘一起打麻將，結果沒想到因此罹患了頸椎症候群，她也因此開始注意保養頸椎的資訊。有一天，一個朋友告訴她，頸椎症候群也要注意飲食的宜忌，她還是頭一次聽到，因此決定要到門診去向醫生諮詢。頸椎症候群在飲食上沒有特殊的禁忌，但是在營養攝取上可以多注意一些，合理的飲食規劃可以預防及改善頸椎症候群的症狀，因此，在日常生活中，充分攝取食物中的營養素，對於頸椎、關節及韌帶、肌肉都可以達到保養的作用。

*培養良好的進食習慣

三餐定時定量是身體健康最基本的原則，三餐熱量的分配比例大約為30％、40％、30％，早餐宜清淡，晚餐應該在晚上八點前進食完畢。每一餐都不宜過量，儘量以八分飽就好，以免攝取過多的熱量。

＊善加選擇食物的來源

多吃當地、當季的食物，食物以多樣化為主，尤其是富含維生素、礦物質及植物化合素的植物類食物，大多具有調節生理的功能，還能抗氧化、抗自由基，應該要多攝取。

＊應該避免的食物

避免過度精緻及加工的食品，還有含有防腐劑、人工色素、漂白劑等加工食品也應該要避免食用，例如醬菜、泡菜及罐頭等。此外，油炸食物應該少吃，烹調時以蒸、煮、燙等少油的方式。同時，避免反式脂肪及人工合成奶油。

＊改善頸椎症候群的重要營養素

蛋白質、鈣、鎂、磷、維生素B群、維生素C及E都是可以延緩老化的營養素，其中有益關節軟骨及結締組織的還有膠原蛋白、葡萄糖胺等，都是預防頸椎症候群的實務及營養素。

＊危害頸椎的食品

過於寒、涼的食物，如冬瓜、白菜、綠豆等；生冷及冰食，例如生菜、飲料等；油膩、油炸類，例如肥肉、炸雞、薯條等；辛辣、燥熱的食物，例如辣椒、烈酒、咖啡等。以上應酌量食用，不可吃多以免造成頸部、身體的負擔。除此之外，含有大量的油、鹽、糖等食物，會降低身體葡萄糖胺的效率，應該要避免食用。

治療頸椎症候群的食療粥

小郭是一家物流公司的司機，時常趕著將貨品送到客人手上而加班，在每天睡眠不足的情況之下，他有時候趁著空檔就躺在貨車上打個盹，時間一久，脖子常感到僵硬，結果在一次公司的健康檢查時，發現罹患了頸椎症候群，因此積極地進行治療。經過一段時間，小郭的頸椎症候群日見改善，醫生建議他可以在日常生活中吃些對頸椎症候群有幫助的食物，用食療的方式來輔助治療。

不同頸椎症候群在食療上方法也會有所不同，進行食療應該先經過診斷之後再進行。此外，雖然食療可以有一定程度的輔助治療功效，但是頸椎症候群患者不可本末倒置，應該以專業醫生的治療為主，食療為輔，才不會導致病情更加嚴重。

針對常見治療脊髓型頸椎病，屬於氣虛下陷症型的患者，在藥膳方面採用補中益氣的方式；如果是肝腎不足型，則主要以調和氣血；屬於痰瘀交阻的患者，則以祛痰化濕為主。常用的藥膳有以下幾種：

梨花枇杷粥

食材：梨子100公克，米50公克，花生50公克，枇杷葉10公克，冰糖適量。

做法：梨去皮去芯，與其他材料洗淨，加水適量，大火煮滾後，改用小火煮成粥，加入適量冰糖。

效用：適用於痰濕阻絡的頸椎症候群。

菊花葛根粥

食材：菊花15公克，葛根50公克，米100公克，冰糖適量。

做法：菊花放入鍋中加水適量，煮滾後去渣。葛根洗淨後切碎，與洗淨的米一起放入菊花的湯汁中，加適量的水之後煮成粥，加入適量冰糖。

效用：輔助神經根型頸椎病，緩解頭痛、看東西不清楚等症狀。

丹參山楂粥

食材：生山楂50公克，丹參30公克，米１００公克，冰糖適量。

做法：將材料洗淨，丹參入鍋中加水適量，煮滾後去渣。將山楂片與米加入丹參的湯汁中，加入適量水之後煮粥，加入冰糖調味。

效用：氣滯血瘀型頸椎病適用。

人參紅棗粥

食材：白參3公克，紅棗10個，米50公克，砂糖適量。

做法：將白參搗碎，米、紅棗洗淨，紅棗去核，放入鍋中，加水適量，大火煮沸，改成小火煮成粥，最後加入白參粉及適量砂糖。

效用：補血益氣，適合氣血不足型頸椎病。

頸椎症候群的湯羹調養方法

有些頸椎症候群患者因為年紀過大，在開刀上有一定的危險性，但是病情卻無法使用按摩推拿的方式來治療，可以用中藥羹湯來調養治療。

除痺通經湯

食材：連翹30公克，丹參、當歸、雞血藤、海風藤各15公克，乳香、沒藥、薑黃、威靈仙、地龍、制川烏、南星各10公克。

做法：以水煎服。

甘薑苓朮湯

食材：炙甘草、甘薑、白朮各10公克，茯苓20公克。

做法：所有材料洗淨放入鍋中，加入四碗水，大火煮滾後轉小火，煎煮成一碗即可。

頸椎症候群患者宜喝的藥茶

所謂藥茶是將中藥材經過煎煮或是沖泡而成的茶飲，簡單、方便而且又可對症下藥，不失為忙碌的上班族保養身體的好方法。

杜仲茶

配方：杜仲6公克，綠茶3公克。

做法：將杜仲研磨成粗末，與綠茶一起放入茶杯中，倒入沸水沖泡，蓋上蓋子燜10分鐘，每日一劑。

效用：補肝益腎，強化筋骨。

川芎活血茶

配方：川芎5公克，茶葉10公克。

做法：水煎，飯後熱服。

效用：行氣活血，緩解疼痛。

木瓜南五加茶

配方：木瓜20公克，南五加12公克，炙甘草6公克。

做法：藥材加水500毫升，煎煮15分鐘後便可飲服，每日一劑。

效用：舒筋活絡，和胃化濕。適用於因濕邪引起的關節疼痛、頸部不適等。

苦丁舒筋茶

配方：枸骨葉500公克，苦丁茶葉500公克。

做法：將枸骨葉與茶葉研粗末，用濾泡袋分裝，每袋4克。每日兩次以沸水沖泡10分鐘，溫服。

效用：祛風活血，舒筋止痛，養陰清熱，適用於風濕痺痛等。

獨活散寒茶

配方：獨活20公克。

做法：以水煎煮，代茶飲用。

效用：祛風散寒利濕，適用於神經根型頸椎病。

喝藥茶要注意幾點

❶先諮詢醫師，依照病情與體質飲用。

❷適量飲用，根據配方比例調配，按照指示的時間、方式及分量飲用。

❸勿與西藥搭配服用，以免發生不良的化學反應。

非甾體類消炎鎮痛藥

又稱非類固醇抗發炎藥物（Nonsteroid Anti-inflammatory Drugs，簡稱NSAIDs），是目前全球使用於退燒、止痛、抗發炎等最普遍的藥物，臨床上常應用於改善頭痛、發燒、喉嚨痛、關節炎、痛風等症狀。

雖然非甾體類消炎鎮痛藥可以用來治療許多疾病，但是也會引起許多副作用，包括腸胃不適、消化不良、潰瘍、出血、腎功能不全、肝功能異常以及頭暈、頭痛、嗜睡等。另外，還有過敏、氣喘、皮疹、蕁麻疹等，因此，在用藥之前一定要經過醫師診斷，並且按照醫師指示服藥。

常見用於頸椎症候群的非甾體類消炎鎮痛藥有以下幾種：

❶ **布洛芬（Ibuprofen）**：具有解熱、鎮痛及消炎的功效。適用於扭傷、勞損、腰部疼痛、肩周炎、滑囊膜炎、肌腱炎、骨關節炎等。

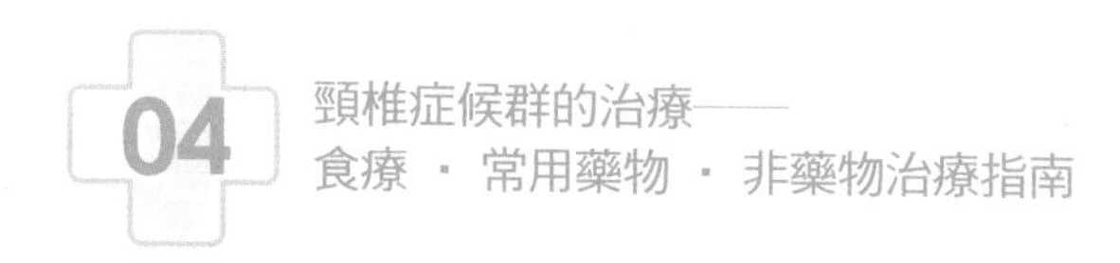

② **消炎痛（Indomethacin）**：具有解熱、緩解急性炎性疼痛的功效。適用於慢性風濕性關節炎、痛風性關節炎、滑囊膜炎、腱鞘炎、關節囊炎以及癌性疼痛。

③ **奈普生（Naproxen）**：具有減輕慢性變性疾病以及輕、中度疼痛，例如經痛、手術後疼痛等的功效。適用於類風濕關節炎、增生性骨關節病、僵直性脊椎炎、急性痛風、關節以及肌肉、肌腱的疼痛。

使用肌肉鬆弛的藥物

肌肉痙攣的原因，是由於肌肉的神經活動頻率突然增加，造成肌肉僵硬、收縮，如過度運動、局部循環不良、水分及鹽分流失過多、嚴重腹瀉、肌肉及肌腱損傷、溫度突然改變以及不正確的姿勢造成肌肉失衡等狀況，都會導致肌肉發生痙攣的情形。

肌肉鬆弛劑依治療狀況不同，可分為兩大類：

一、**解痙劑**：主要用於緩解痙攣狀況與骨骼肌疼痛等症狀。

二、**神經肌肉阻斷劑**：藉由藥物從神經中樞系統，即大腦及脊椎組織，改變、干擾神經肌肉末端的神經傳導物質，以達到止痛、鎮定的效果，還可抑制肌張力強度。但是要特別注意的是，肌肉鬆弛劑是處方藥，雖可緩解疼痛症狀，不慎誤用卻相當危險，因此，千萬不能因發生痠痛就自行買來服用或拿別人的藥物應急。

常使用緩解肌肉痙攣的藥物有以下幾種：

❶**巴氯芬（Baclofen）**：主要作用於大腦或脊髓部位，讓因脊柱病變而硬化、緊張的肌肉能夠鬆弛。服藥後會令人嗜睡，應避免開車及操作危險機具。酒精會加強嗜睡的副作用，使用此藥物時應當避免飲酒。

❷**美飛舒肌（Mephenoxalone）**：透過抑制神經衝動的傳導，使骨骼肌鬆弛，消除肌肉痙攣所產生的疼痛，當肌肉進行鬆弛作用時，亦能使精神放鬆，因此也用於治療神經緊張、神經過敏、憂慮等症狀。

❸**丹祈屏錠（DIAZEPAM）**：適用於焦慮、失眠、肌肉痙攣等症狀。狹角性青光眼患者以及六歲以下的幼童禁用，服用後若有昏沉感，應避開車或操作機械。

激素類藥物

長期超生理劑量的服用，可能會造成肥胖、皮膚變薄、肌肉萎縮、低血鉀、浮腫、噁心、嘔吐、高血壓、糖尿、痤瘡、多毛、感染、胰腺炎、傷口癒合不良、骨質疏鬆、消化道潰瘍等症狀。因此，使用這類藥物一定要遵守醫生的指示，服用後一旦身體出現異常症狀，就應儘快就醫。

常見激素類藥物有以下幾種：

1. **潑尼松**（Prednisone）：主要應用於過敏性及自身免疫性炎症疾病，例如：紅斑性狼瘡、類風濕性關節炎、急性白血病、自身免疫性溶血性貧血、風濕熱、慢性活動性肝炎、潰瘍性結腸炎、腎病症候群等疾病。要特別注意肝功能不良者不宜使用。
2. **地塞米松**（Dexamethasone）：是一種抗炎、抗過敏的藥物。此藥的副作用較多，服藥過程中應該多加注意。

鎮靜劑

鎮靜劑是泛指令中樞神經放鬆的藥物的總稱，因神經過度興奮，會造成肌肉緊張而導致疼痛，鎮靜劑有使人神經迅速放鬆，減輕肌肉緊張，減低焦慮的作用。有時候醫生會使用一些速效而藥力短的鎮靜劑，讓患者在臨睡前服用，減輕患者失眠的困擾，因此這一類的鎮靜劑也被稱為安眠藥。

鎮靜劑也常被使用在精神科方面的疾病，主要的功效是暫時紓緩焦慮症狀以及因精神病導致的失眠問題。除此以外，鎮靜劑也會應用在治療癲癇症，緩解肌肉緊綳的症狀，還有戒酒癮時產生的脫癮症狀。

❶ **心益（Serenal）**：抗焦慮劑的一種，適用於抑制衝突反應、攻擊性、興奮等情動障礙，改善神經症、身心症產生的焦慮、緊張、抑鬱、心悸、呼吸困難、眩暈、腹部脹痛等自律神經症狀及睡眠障礙。

❷ **癒利舒盼（Erispan）**：具有鎮靜、催眠、抗不安的功效，治療因為疾病引起的抑鬱、焦躁、緊張、不安、自律神經失調、半身麻痺等症狀。

但是值得注意的是，使用鎮靜劑有成癮的風險。有些病人在未經過醫師的指示之下自行增加劑量，或是演變為長期依賴鎮靜劑，發生類似其他毒品的成癮現象，因此通常醫生都會建議患者，只有在症狀無法忍受時才服用，以降低成癮的風險。

對於老年人來說，鎮靜劑還會造成中毒的可能，嚴重者會導致死亡。此外，使用鎮靜劑時要避免喝酒，以免導致酒精與藥物交互作用而引起中毒。

改善腦部血流供應的藥物

大多數老年性頭暈，都是因為椎基底動脈供血不足造成，針對頸椎症候群以及其引起的腦部供血不足，只要改善腦部供血，症狀就會改善或消失。

要特別注意的是，導致腦供血不足的原因有許多，患者應該要查清病情之後，才遵照醫師的囑咐服藥，用量、用法也必須要按照醫師的指示，才不致於造成身體的損害。以下為改善腦部供血常見的藥物：

❶ **腦妥膜衣錠**（Nimodipine）：治療及預防蜘蛛膜下腔出血、腦血管痙攣所引起的缺血性神經缺損，而血壓降低、頭痛、面部潮紅、胃部症狀、嘔心、灼熱感等為副作用。

❷ **適脈旺糖衣錠**（Nicergoline）：主要治療末梢血管循環障礙，偶爾會有低血壓眩暈、熱、潮紅、嗜睡、失眠等副作用。

❸ **循佳糖衣錠**（Nicametate citrate）：主要用來治療腦循環障礙、末梢循環障礙及營養性疾病。其副作用有噁心、腹痛、心悸、倦怠感等。

*維生素B_1

屬於水溶性維他命，擔任酵素的輔酶，參與能量與葡萄糖的代謝過程，與能量代謝密切相關，因此人體若缺乏維生素B_1，需要高能量運作的生理系統所受到的影響最大，會出現輕微的便祕、食慾低落、疲倦、虛弱無力、嗜睡、頭痛、煩躁、憂鬱等症狀。

其中與頸椎症候群有關係的是，維生素B_1是擔任協助神經傳導物質合成的重要角色，以維護相關神經傳導功能正常運作。缺乏維生素B_1時，會造成神經系統出現多發性神經炎、中樞和周邊神經的外鞘退化、手足有麻木和刺痛感、協調不良等，明顯的神經與肌肉功能出現障礙。嚴重時，過度的疼痛會造成站立與行走困難，甚至會導致肌肉萎縮和神經麻痺。

*維生素B_{12}

屬於水溶性維他命，結構中因為含有礦物質元素鈷，因此也稱為鈷維生素或鈷胺素

類。主要的作用為酵素輔酶，維持正常的DNA合成和血球增生，以及維護神經組織的構造和運作機能。缺乏維生素B_{12}時，與頸椎症候群相關神經症狀包括僵硬麻痺、四肢灼痛、肌肉無力、步伐失衡、躁鬱等。

＊明鈷療寧糖衣錠（Mecobalamin）

用途為補充維生素B_{12}，適用於末梢性神經障礙之症狀，可以改善神經細胞內核酸及蛋白代謝、神經組織之修復，抑制腦細胞之退化變性及發炎，異常知覺運動障害之改善。偶有食慾不振、噁心、下痢、過敏反應等。水銀及其化合物從業人員不可長期大量投與，此外，保存時應避開光線照射。

＊穀維素

不屬於維生素，通常在病患被診斷出「自律神經紊亂」的疾病或更年期症候群時，醫師就會開立穀維素，其效用為幫助病人改善緊張狀態和穩定情緒、減輕焦慮及調節自律神經功能失調、內分泌平衡障礙。還有改善精神失調與失眠、抑制膽固醇合成及治療高脂血症等作用。

長期服用穀維素可能會出現的副作用有輕度胃部不適、口乾、噁心，皮膚搔癢、乳房腫脹、脫髮、體重增加等，停藥後可消除。

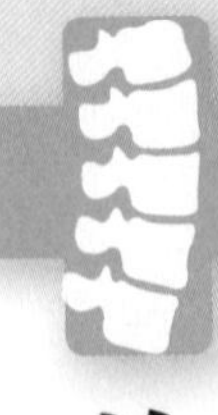

治療頸椎症候群的中成藥

董芳是個單親媽媽，在加工區電子零件的生產線工作，長期低頭趕工加上帶小孩的疲勞，讓她得了頸椎症候群，她選擇用中藥來治療頸椎症候群，但是因為燉煮太花時間，雖然病情有所改善，但是她堅持一個月就放棄了。當頸椎症候群再次發作時，董芳向醫師詢問有沒有更方便的方法，於是醫師建議她改吃中成藥，讓她省了許多時間。

以下是常見幾種中成藥：

葛根湯丸劑

成分：白芍藥、生薑、大棗、桂枝、葛根、麻黃、炙甘草。

適應症：外感風寒，頭痛發熱，惡寒無汗，項背強急。

效用：發汗解肌、生津舒筋。

天麻杜仲丸劑

成分：天麻、杜仲、制草烏、附子、獨活、槁本、玄參、當歸、地黃、川牛膝、槲寄

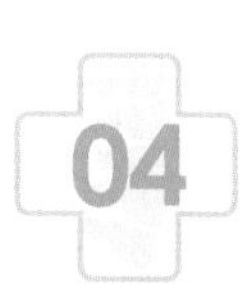

生、羌活、蜂蜜。

適應症：中風引起的牽引性疼痛，肢體麻木，行走不便，腰腿痠痛，頭痛眩暈。

效用：活血散瘀、舒筋止痛。

養血壯筋箭步丸

成分：熟地黃、懷牛膝、杜仲、當歸、黃柏、蒼朮、白芍、黃耆、補骨脂、羌活、山藥、五味子、枸杞子、人參、菟絲子、白朮、龜板、防己、防風。

適應症：風濕，腰痠背痛。

效用：強筋壯骨，緩解疼痛。

六味地黃丸

成分：熟地黃、山茱萸、山藥、澤瀉、牡丹皮、茯苓。

適應症：肝腎不足，腰足痠痛，眩暈，口乾舌燥。

效用：滋陰補腎。

由於中成藥無法針對個人症狀加減用藥，服用前應該向中醫師諮詢，並且定期複診，以免病情轉變而沒有調整用藥。此外，服用中成藥應該要詳閱說明書，了解其適應症與用藥宜忌。

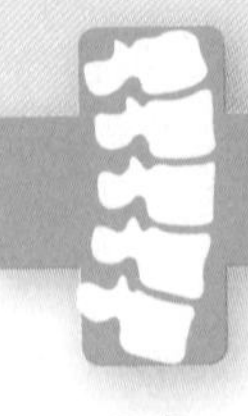

治療頸椎症候群的中藥方

關於治療頸椎症候群，中醫在辯證之後，通常會採用內服、外敷以及手法治療的方式。內服中藥的部分，多採活血化瘀、舒筋止痛、散風祛濕的方法，尤其對疼痛、頭暈、麻木等症狀具有不錯的減輕效用。

疏經湯

藥材：片子薑、炙甘草、羌活各一錢，當歸（酒洗）、赤芍藥、白朮、海桐皮各兩錢。

適應症：手臂痠麻、痙攣不能屈伸，遇寒加劇，血管緊縮。

用法：水煎溫服。

效用：舒筋活血。

羌活勝濕湯

藥材：羌活、獨活各3公克，槁本、防風、川芎、甘草炙各1.5公克，蔓荊子0.9公克。

適應症：肌肉勞損、感冒、頭痛、頸背神經痛、腰頸椎骨質增生、風濕性關節炎、坐骨神經痛、五十肩。

用法：以水300毫升煎至150毫升，去渣，空腹溫服。

效用：祛風勝濕。

人參益氣湯

藥材：黃耆4公克，炙甘草、升麻各6公克，柴胡7公克，白芍藥9公克，生甘草、人參各15公克，五味子140個。

適應症：手指麻木、四肢困倦、怠惰嗜臥。

用法：每服用水300毫升，煎至150毫升，去渣，空腹時溫服。

效用：補氣、益水、清熱。

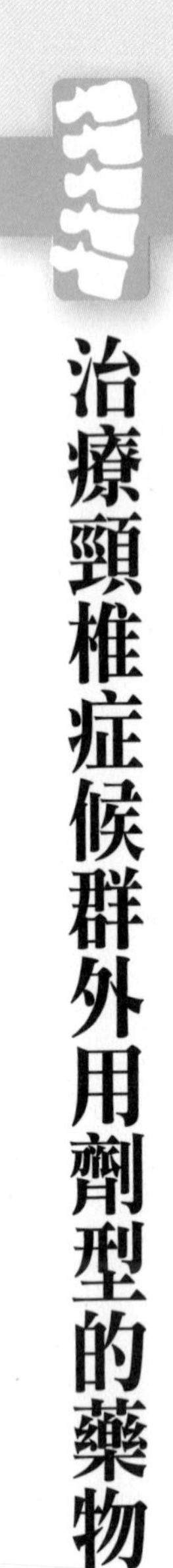

治療頸椎症候群外用劑型的藥物

外用型的藥物可以輔助治療頸椎症候群，但是必須要醫師指導下，並且按照病症的類型來使用。

來克炎乳膠

適應症：緩解因發炎而引起之局部疼痛。

效用：短期使用，以緩解局部疼痛。

松節油擦劑

適應症：風濕痛、慢性關節炎及扭傷。

效用：可輕微止痛，以減輕肌肉、關節、神經、風濕造成的疼痛，及緩解腫脹、增進局部血液循環。

正骨水

適應症：扭傷、運動前後消除疲勞。

效用：活血祛瘀、舒通筋絡、消腫止痛。

塗抹外用藥時，使用前後要注意洗手，避免接觸並避開口腔等黏膜、眼睛及有傷口部位，並且只在醫師指導下才使用。在用藥過程中，如果皮膚有瘙癢、起疹、紅腫、疼痛等情形，應暫停使用並且到醫院就診。

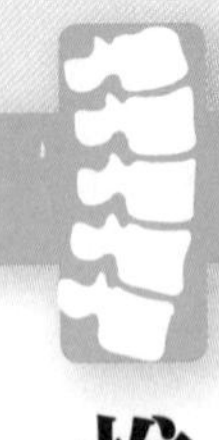

推拿治療頸椎症候群的利弊有哪些？

無論是舒壓SPA或是中醫推拿，對於肌肉組織所產生的僵硬、痠脹等不適，都具有一定的緩解作用。不過，中醫推拿結合按摩手法與穴位，可將受傷的肌肉組織恢復到原來的肌理，並且能確切鬆弛筋肉，因此也比SPA多了一分效用。

頸部是人體中最脆弱的部位，而且是脊椎、椎動脈、食道及氣管的重要樞紐，如果遭受不當的施力或式推拿手法過重，可能就會出現頸部骨折或是脫位的嚴重後果。因此，如果要使用推拿的方式改善肩頸不適，應該先經過專業醫師詳細的檢查，待確診之後才能選擇合適的治療方式。

但是，並非所有的人都適合進行推拿。除了診斷不明確的患者不宜進行推拿治療，頸推外傷、骨折、骨質增生、椎管內腫瘤、骨性椎管狹窄、後縱韌帶鈣化、脊髓受壓、頸椎先天性畸形以及有急性和慢性發炎症狀的患者，也禁止使用按摩推拿手法。

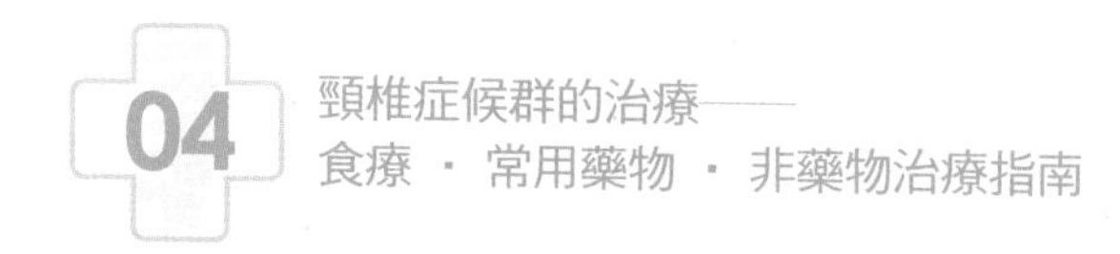

除此之外，脊髓型頸椎病、神經根型頸椎病、頸椎病椎管狹窄、也不適合推拿，尤其是脊髓型頸椎病患者，由於椎管狹窄，如果再受到壓迫，嚴重的話可能會導致癱瘓。

還有，老年頸椎症候群患者通常伴有動脈硬化、高血壓、骨質增生、鈣化、骨化等症狀，如果進行推拿，可能會導致椎動脈的突然阻斷，而使腦部缺血發生暈厥，或是造成肌肉、骨頭損傷。

穴位按摩常用穴位

人體的穴位藏在皮膚底下，中醫臨床取穴時，主要以自己的手指作為量取穴位的長度單位，而人的手拇指橫寬約1.5至2公分，這就是大約一寸長度，因此在量取時可以此為基準。

頸椎的穴位常見的有以下幾個：

百會穴

位置：頭頂正中線前髮際後5寸處，兩耳尖直上與頭正中線的交會處。

適應症狀：脖子無法轉動、頭痛、眩暈、失眠、耳鳴等。

手法：點按法、揉法。

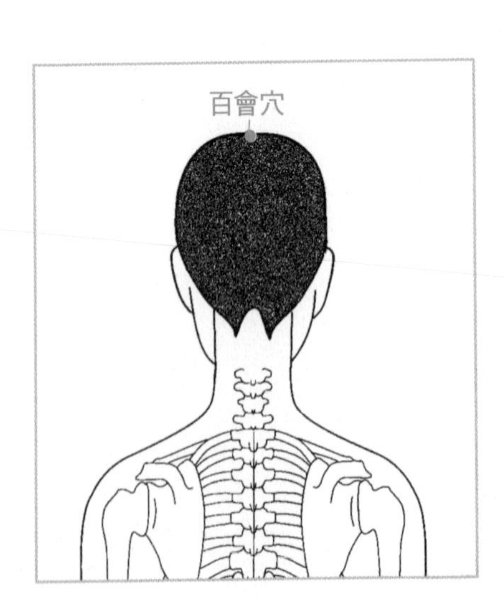

風府穴

位置：位於後頸部髮際上一寸，兩條大筋正中凹陷處，與耳垂齊平。頸項部正中兩條習方肌之間凹陷處。

適應症狀：頭痛、頭暈、頸部僵硬、咽喉腫痛、中風偏癱等。

手法：揉法、點按法。

風池穴

位置：位於後頸部髮際，枕骨之下，兩條大筋外緣凹陷處，也就是在風府穴旁2寸處。

適應症狀：肩頸部僵硬、眼睛疲勞、頭暈、偏頭痛等。

手法：點穴法、點按法、揉按法。

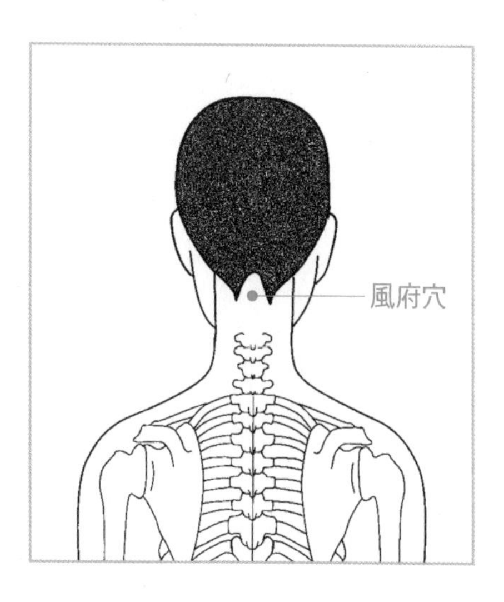

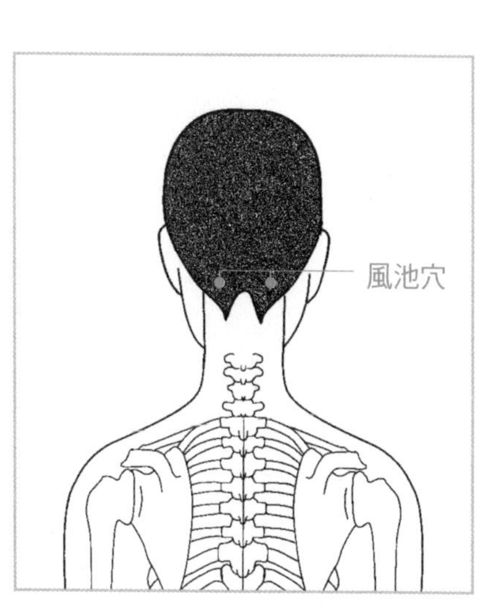

天柱穴

位置：後頸枕部突起的斜方肌外側凹處，後發際正中旁開約1.3寸左右。

適應症狀：改善頭暈、肩背部疼痛、肩頸僵硬、眼睛疲勞、失眠等。

手法：點按法、拿法、摩法、揉法。

大椎穴

位置：第7頸椎與第一胸椎骨之間，第7頸椎棘突下凹陷中。

適應症狀：頸部僵硬、轉動困難、肩頸肌肉痙攣、手臂痠痛麻木等。

手法：點按法、揉法、摩法。

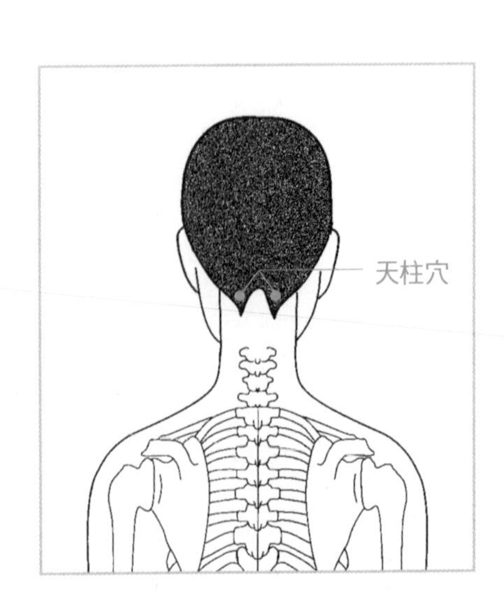

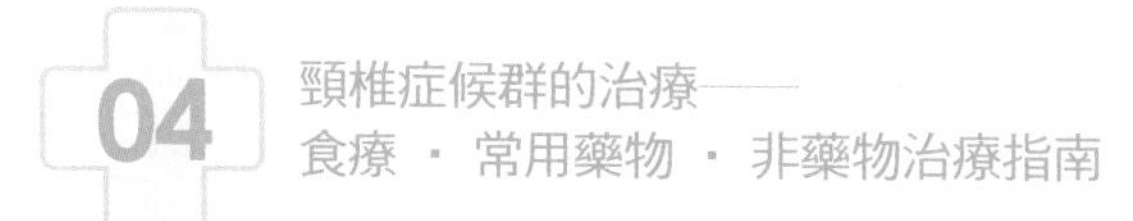

合谷穴

位置：拇指與食指之間手背虎口處。

適應症狀：頭痛、肩頸僵硬、手臂痠麻、耳鳴等。

手法：點按法、揉法、拿法、摩法。

列缺穴

位置：兩手虎口交叉，其中一手食指肩碰到的凹陷處即是。

適應症狀：手腕無力、肘臂痛、落枕、頸部疼痛等。

手法：揉法、按法、推法、掐法。

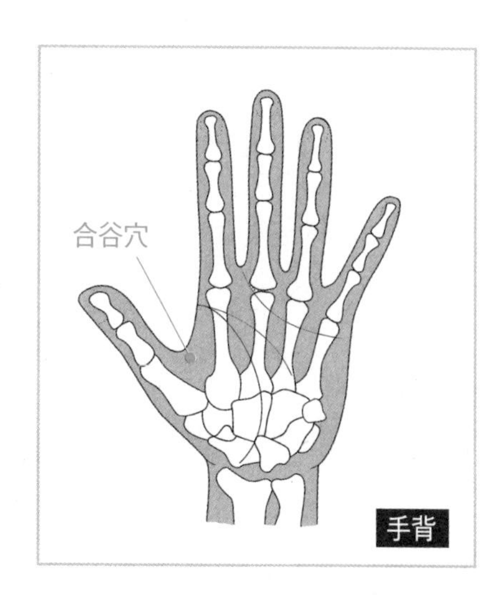

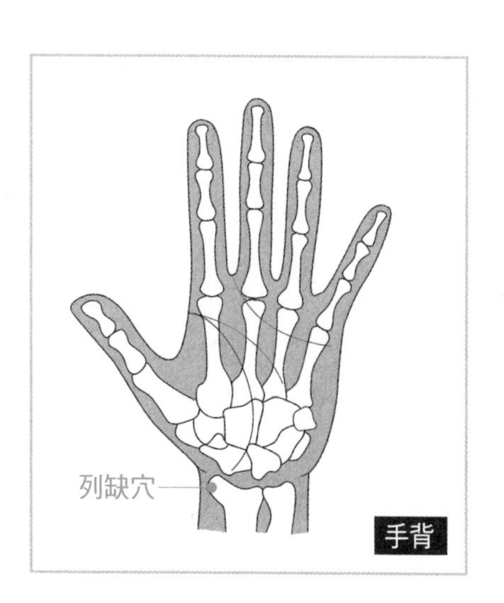

後谿穴

位置：微握拳，小指與手掌連接關節處的掌側面。

適應症狀：頭痛、耳鳴、落枕、頸部腫痛、手足麻木等。

手法：點按法、揉法。

肩貞穴

位置：雙肩肩關節後下方，手臂內收時，當腋窩橫紋頭直上一寸處。

適應症狀：肩胛疼痛、五十肩、頸部僵硬、上肢麻木等。

手法：揉法、按法。

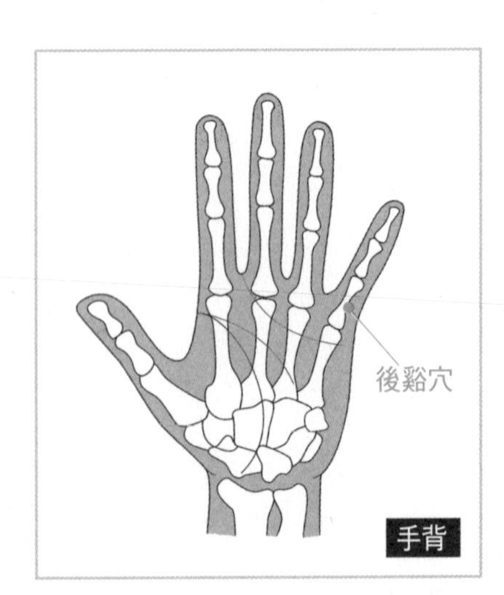

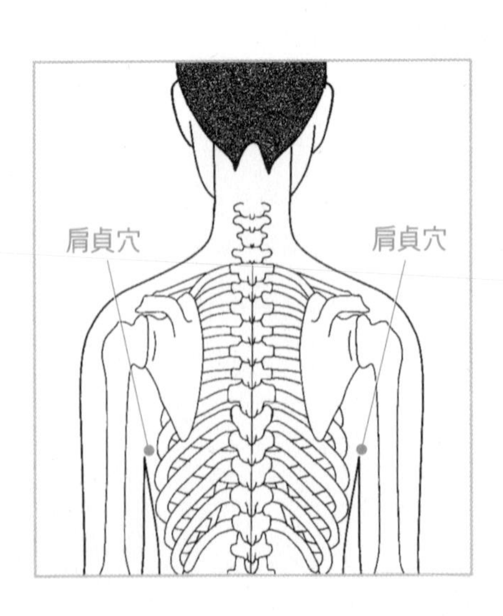

肩井穴

位置：位於肩上，乳頭正上方與肩線交接處，也就是肩部最高處。

適應症狀：手臂無法高舉、頸部僵硬疼痛、眼睛疲勞、耳鳴等。

手法：拿法。

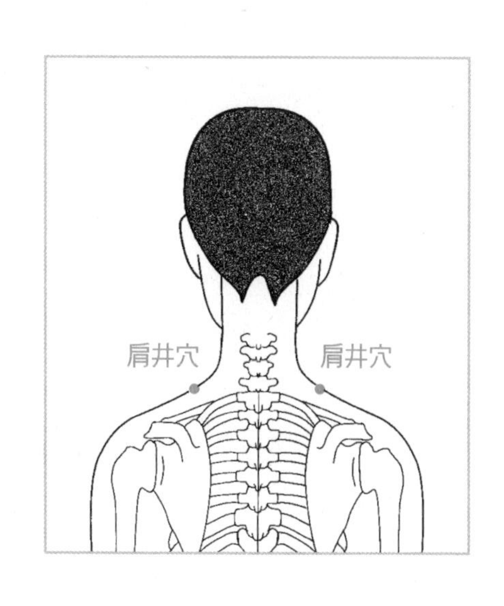

頸椎症候群足底按摩療法

治療頸椎症候群足部常用的反射區如下：

①**頭**：雙足拇指指腹的下部，採按揉法、點按法。

②**頸**：雙足拇指指腹根部橫紋處，右頸反射區在左足，左頸反射區在右足，採按揉法、平推法。

③**肩胛**：兩足背第四蹠骨、第五蹠骨與楔骨連成一帶狀區域，採平推法。

④**肩**：兩足底外側小趾骨外緣凸起的趾關節處，採點按法。

⑤**頸椎**：位於兩足拇指內側第二節趾骨處，採按揉法。

⑥**腎臟**：兩足底中央的深部，採推擦法。

進行足底按摩前可以先用熱水浸泡雙腳約十五分鐘，或是用熱毛巾熱敷以增加療效，並且在按摩完後飲用三公升的溫開水。按摩時應避開骨骼突起處以免造成損傷，有出血傾向以及患有血液相關疾病的患者，則應避免進行按摩。

頸椎牽引

頸椎症候群分為幾種不同的型態，其中頸椎牽引療法適用於神經根型頸椎病。

頸椎牽引療法的機制，主要是限制頸椎活動，並且能夠增大椎間隙及椎間孔，改善神經根與脊髓因反覆磨擦所受到壓迫及刺激，有助於消退肌肉、神經根、關節囊、脊髓等組織的水腫及炎症。此外，更能解除肌肉痙攣，恢復頸脊柱的平衡以及椎間的正常序列，並且改善椎動脈的血液供應等功效。

頸椎牽引可採坐位及臥位，按照牽引的時間分為間斷牽引及持續牽引。一般頸椎牽引多採坐位小重量間斷牽引，每日進行兩次，每次30分鐘，重量從2公斤開始，最多不超過5公斤。

由於頸椎症候群的病理較為複雜，一定要頸專業醫師指導，包括牽引的體位、方向、重量、時間、療程以及如何根據病情進展作出調整等，才能安全有效。如果患者因為牽引後症狀反而加重，或者出現頭昏、頭後部發麻、頸背疲勞不適等感覺，必須告訴醫師，以便重新調整各種牽引條件。

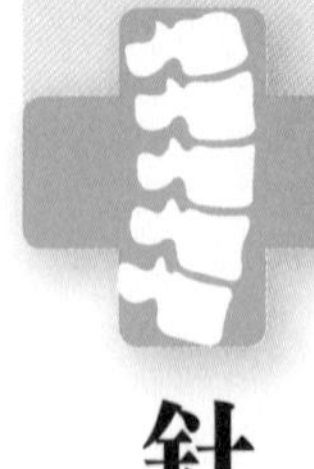

針灸

針灸療法是指在中醫經絡理論的指導下，利用特定的針具或艾灸，刺激人體穴位，並且透過經絡系統，對臟腑進行調節作用。

透過針灸治療，可以改善頸椎疾病引起的疼痛、痠麻、肢體不適等症狀。而針灸治療頸椎症候群的方式，是根據分型取穴。

風寒濕痺

穴位：風池、肩井、肩髃、大椎、風門。

氣滯血瘀

穴位：阿是穴＊、外關、曲池、合谷。

＊ **阿是穴**（中醫學中特別的穴位）

它沒有固定的位置，而是隨著患者生病時，體表出現一、兩個對疼痛特別敏感的「壓痛點」，這就是阿是穴。當用手按壓著患者的壓痛點時，感覺就像吃了特效藥一般，疼痛會頓時緩解許多。在生病時，適度的刺激阿是穴，可以達到疏通阻滯及自我療癒的效用。

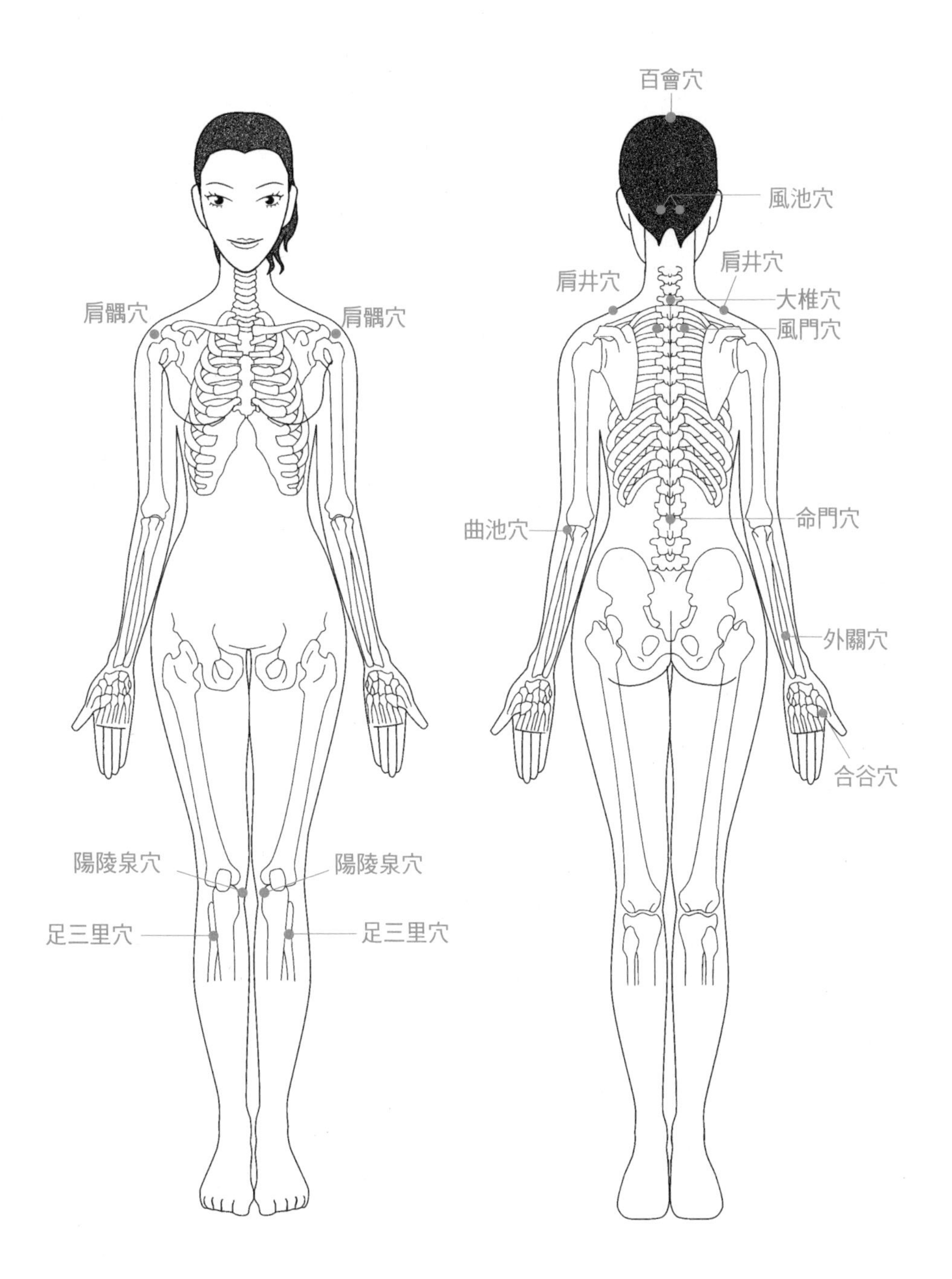
百會穴
風池穴
肩髃穴
肩髃穴
肩井穴
肩井穴
大椎穴
風門穴
命門穴
曲池穴
外關穴
合谷穴
陽陵泉穴
陽陵泉穴
足三里穴
足三里穴

痰濕阻滯

穴位：風池、肩髃、足三里、陰陵泉。

肝腎不足

穴位：風池、肩井、命門、太溪。

氣血虛弱

穴位：風池、肩井、百會、大椎、足三里。

針灸治療雖然對於頸椎並有不錯的療效，但是局部皮膚有潰瘍或損傷患者不宜採用，此外，糖尿病患者也禁用針灸治療。

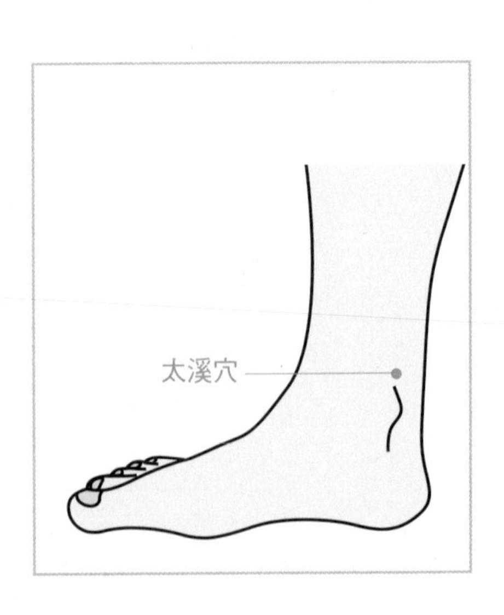

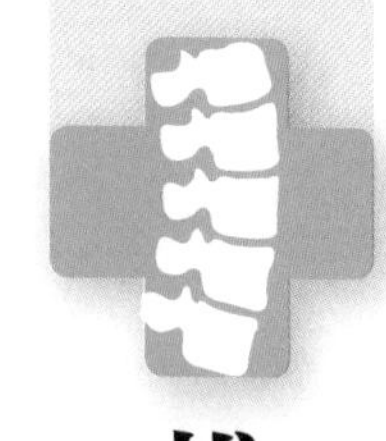

拔罐

以罐為工具，藉由火力或是抽氣的方法排除罐內的空氣，使罐內形成負壓，再將其吸附於體表皮膚，造成局部充血使氣血、經絡旺盛暢通，以治療某些疾病的民俗療法。

現代常使用的罐的種類有以火排氣的玻璃罐與抽氣方式的塑膠罐，拔罐的型式則分為以下幾種：

❶ **閃罐**：火罐吸附於皮膚上後立即拔下，反覆數次直置吸附處出現潮紅為止，多使用於局部肌膚出現麻痺症狀之患者。

❷ **滑罐**：又稱走罐，先在罐子口塗抹乳液或是可用於肌膚的潤滑油，再將罐子吸附於皮膚上後，慢慢的在皮膚表面上，上下、左右的推拉罐子，來回數次直到皮膚潮紅，適用於胸、背部等，面積較大且肌肉厚實的部位。

❸ **留罐**：吸拔後將罐留置患部一段時間約10至15分鐘，主要根據患者的體質、耐受能力以及病情的不同而決定。

④**藥罐**：將中藥妝入布袋中封緊，在清水中煮約15分鐘，再將竹罐置入藥汁中主15分鐘，以水罐法的方式進行吸拔，另一種方式則是罐內裝入藥液。

⑤**針罐**：在一定部位進行針刺後，在以針刺部位為中心進行拔罐。

⑥**刺絡拔罐**：以三稜針或皮膚針刺破欲拔罐位置的皮膚表面，點刺出血後再加拔罐子，以加強刺絡放血治療的功效。

頸椎症候群常使用的拔罐方式有：

拔火罐

取穴：大椎、肩井、大杼、頸椎夾脊。

治療方法：每次選定3個穴位，先以針刺或是皮膚針扣局部皮膚至發紅及少許滲血，然後拔火罐至拔出少量血跡。

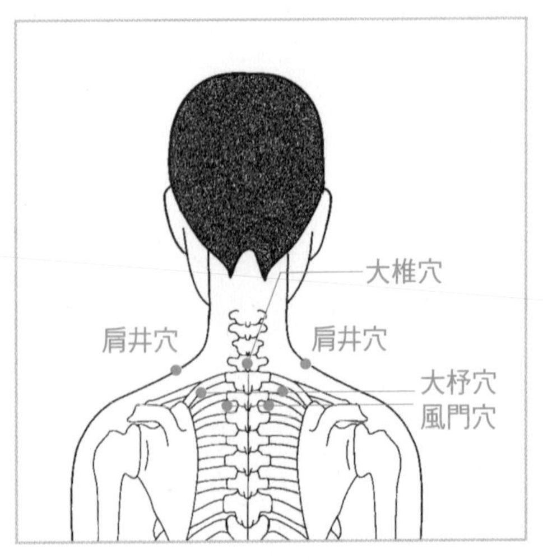

拔藥罐

取穴：大椎、肩髃、風門、頸椎夾脊。

治療方法：將竹罐至於煮沸的藥劑內3分鐘取出甩乾，在上述穴位進行拔罐約8分鐘。

抽氣式拔罐

取穴：大椎、肩中俞、風門、天宗、外關、曲池、合谷、新設、肩髎、極泉、阿是穴等。

治療方法：以抽氣式拔罐單拔或是群拔都可，一般每日一次或隔日一次，每次5至15分鐘。

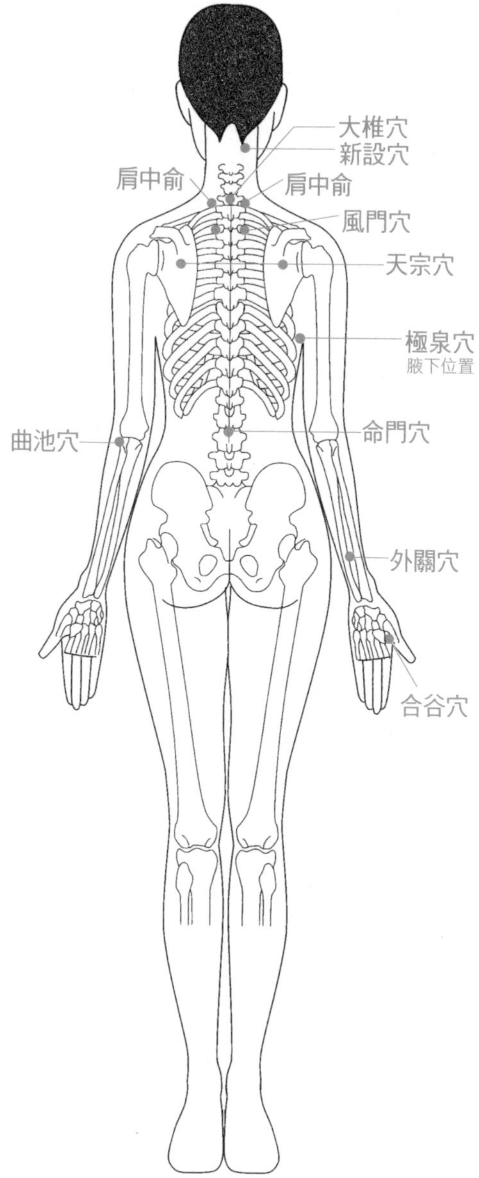

抽氣式拔罐為適合家庭中使用的拔罐方式，不可蒸煮，使用時勿用紅花油做潤滑劑，以防罐具受損，另外，要特別注意罐具使用後，應用醫用酒精消毒。拭拔罐後宜喝溫熱開水，半小時內不要用任何的水沖洗患部。此外，皮膚傷口不易癒合的糖尿病患者、皮膚上有潰瘍或是孕婦及，皆不適合進行拔罐治療。

刮痧

刮痧，可以消除肩頸疲勞、促進血液循環、增加椎動脈供血量以及增強免疫功能，以中醫皮部理論為基礎，使用刮痧板、牛骨、玉石、檜木、邊緣光滑的湯匙等器具，在相關部位或患部反覆刮動，透過使局部發紅、充血、起痧，達到活血化瘀、疏通經絡的目的。而所謂的「痧」指的是皮膚出現紅點，在皮膚表面出現疹點，痧的深淺與疏密往往可以反映疾病的程度。

刮痧的方式，主要是使患者採坐姿或是俯臥，在欲刮痧的部位塗上潤滑劑、藥膏或乳液使用刮器容易刮動，直到皮膚發紅、起痧點為止，刮痧的方向為由內向外、由上向下。一般來說，刮痧的頻率為一週一次。要特別注意的是，局部有皮膚潰瘍或損傷者、急性傳染病、孕婦及有出血傾向者禁用。

不同類型的頸椎症候群應進行分型刮痧，才能取得更好的療效。每一種類型的刮痧法如下：

脊髓型頸椎病

取穴：背部夾脊、肝俞、腎俞、懸鐘。

交感型頸椎病

取穴：心俞、脾俞、胃俞、足三里。

神經根型頸椎病

取穴：肩井、手陽明大腸經上肢循環線。

頸型頸椎病

取穴：風池、頸夾椎、大椎、肩井。

椎動脈型頸椎病

取穴：風池、脾俞、肝俞。

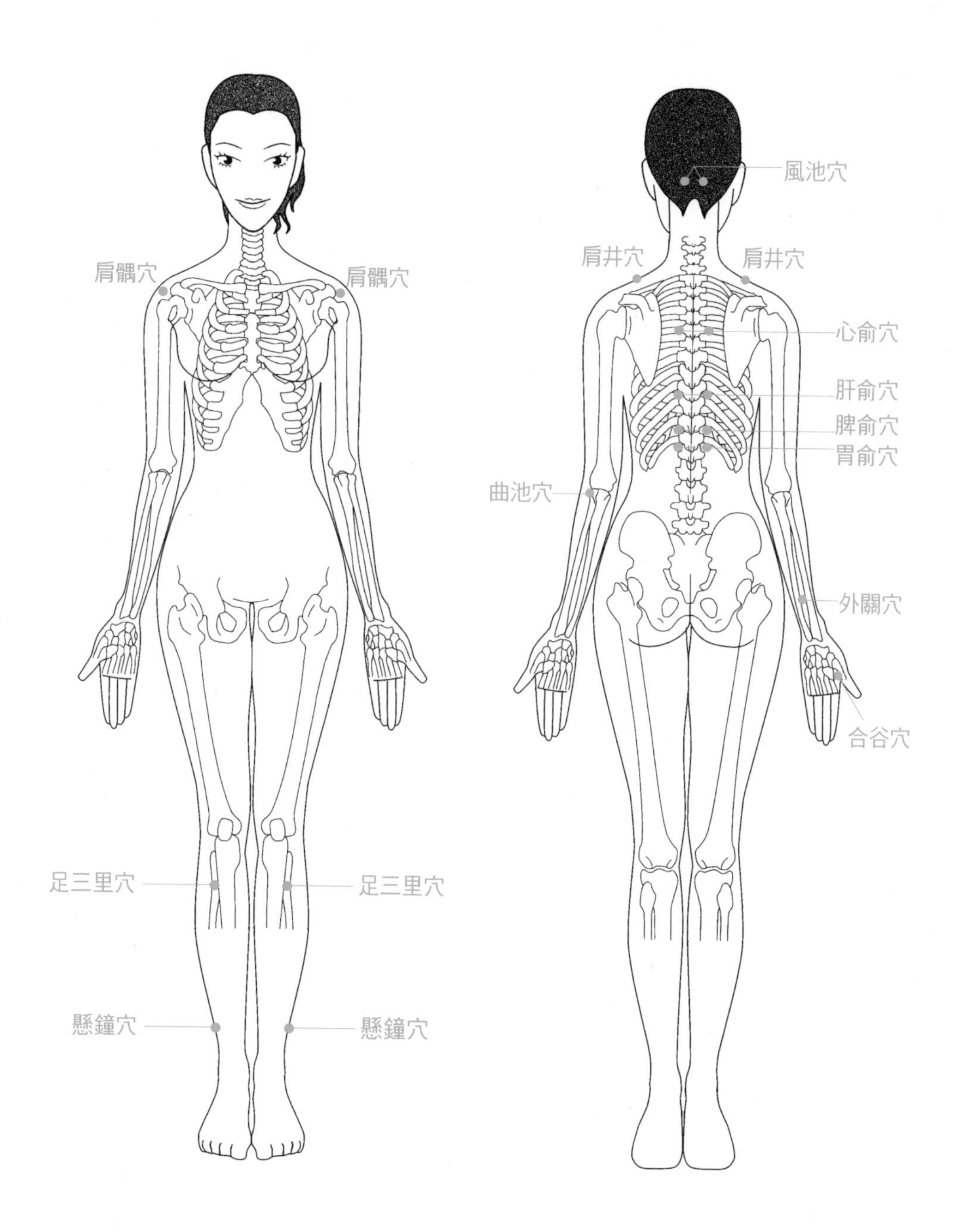
肩髃穴
肩髃穴
足三里穴
足三里穴
懸鐘穴
懸鐘穴
風池穴
肩井穴
肩井穴
心俞穴
肝俞穴
脾俞穴
胃俞穴
曲池穴
外關穴
合谷穴

頸椎矯形器

當頸部受到撞擊外傷時，很容易造成頸椎受損傷，頸椎矯形器可以保護病變部位，減輕局部疼痛，矯正頸椎畸形，並預防因肌力失衡可能造成的萎縮。常見的頸椎矯形器有以下幾種：

❶ **頸椎屈伸運動控制矯形器**：有軟式頸圈及硬式頸圈，屬於最簡單的頸椎矯形器。主要是限制頸部的活動、屈伸。頸圈在使用上比較便利，尤其是軟式圍領，夜間睡眠時也可使用。

❷ **頸椎屈伸、旋轉控制矯形器**：以支架固定胸骨、枕骨及下頷骨來保持頸椎的穩定性，使患者能夠較舒適地仰臥。進食、盥洗時可將支架取下。

③**頸椎前屈、後伸、側屈、旋轉控制矯形器：**分為支架式、模制式等。支架是由前後支條、下頷托、枕托、肩胛間托及胸骨托組成，可以有效地控制頸椎前屈、後伸、側屈和旋轉的動作，並且透過束緊兩側肩帶減輕頭部對頸椎造成的負荷。模制式矯形器是由塑性塑膠板材製成，具有良好的固定作用，並且附上氣墊，對於頸椎具有一定的牽引作用。

使用頸椎矯形器，尤其是長期使用時，應注意可能的副作用，如肌肉萎縮、無力，肌肉韌帶緊張，甚至攣縮。因此，當病情好轉時，應及時終止使用矯形器。

中藥熱敷

中藥治療有很多種方式，熱敷是其中一種。熱敷時，可以毛巾或小毯子加蓋於患處保持溫度，做完熱敷應多飲用溫開水，提高藥效。此外，當進行中藥熱敷一段時間後，若是症狀沒有改善，應儘速就醫尋求專業醫師的治療。

以下介紹幾種中藥熱敷的方式：

熱敷配方一

取等量的紅花、大黃、黃柏、白芷、蒼術、乳香、沒藥、三棱、莪術、木瓜、細辛、赤芍、冰片、威靈仙、五加皮，研磨成細末，調勻後加入食鹽及適量的黃酒，炒成糊狀，分成兩個棉布袋裝好綁緊，置於鍋中蒸熱，直接敷在患處，溫度要以患者能夠承受為主。每一次熱敷30分鐘左右，兩袋交替使用，早晚各1次，藥袋可重複使用數次。

熱敷配方二

麻黃、紅花、荊芥、防風、獨活、羌活、附子、桂枝、千年健、海桐皮、路路通、威靈仙、伸筋草、透骨草各30公克。研成粗末，裝入棉布袋內，每袋150公克。使用時將棉布袋置入水中煎煮30分鐘，待稍涼後熱敷於頸部，每次30分鐘，一日兩次。

熱敷配方三

吳茱萸300公克，黃酒50毫升。將藥末加入黃酒拌勻，入鍋中炒熱，裝袋。待棉袋稍涼後敷於頸部，冷卻後再置於鍋中炒熱使用。每次30分鐘，每日2次。

薰洗法

薰洗法是利用草藥等熬出水氣，薰蒸身體的某一部位，達到減輕或消除病痛的作用。主要的原理是藉由蒸氣的熱效應，軟化纖維化的軟組織，並且應用中藥的療效疏通經絡、調和氣血、預防感冒等等。

薰洗應用在頸椎症候群的治療上，可以緩解發炎所造成的強直、痙攣、痠痛、麻木、麻痺等。以下介紹幾種中藥薰洗治療頸椎症候群的方式：

葛根薰洗法

藥材：葛根40公克，丹參、防風、桑枝、當歸、桂枝、威靈仙、荊芥、五加皮各30公克。

用法：將藥材倒入盆中，加水３００毫升，稍微浸泡後加熱煎沸。趁溫度尚熱時用毛巾沾藥水洗敷肩部，洗後擦乾，每次30分鐘，一日兩次，每劑藥可以使用3天。如果患者有麻木的症狀，可加入細辛15公克，川椒30公克；會感到疼痛劇烈者則加入乳香15公克、白芍20公克。

羌歸薰洗法

藥材：炙川烏、地龍、木通、萆薢、羌活、當歸、烏梅、炒艾葉、五加皮、防風、川椒各30公克，生薑150公克。

用法：將藥材放入袋中，水煎沸五分鐘後取出藥袋，趁熱以藥水薰蒸患部，稍涼之後取用藥液浴洗、輕揉患部。每日1至2次，每劑藥可以使用5天。

進行薰洗治療要特別注意，患部如果出現紅腫熱痛之發炎現象、皮膚有傷口的患者，不宜使用薰洗療法。

藥浴

長時間低頭伏案維持同一種姿勢，會增加頸椎症候群的發病幾率，並且威脅人們的健康，帶來生活上的不便。中醫治療中的藥浴可以緩解頸椎症候群的症狀，臨床上有許多種藥浴的方式，患者可以根據本身病情做不同的選擇。以下介紹防治頸椎症候群的兩種藥浴處方。

藥浴配方一

藥材：陳年醋500毫升，川椒、生山楂、五味子各25公克，赤芍、紅花各15公克，生川烏、生草烏、甘遂、芫花各10公克，透骨草、蒼術各20公克。

用法：將藥材放入藥袋中，或是用紗布包裹放入鍋中，加入1500毫升水，浸泡20分鐘後煮沸，約25分鐘後加入陳醋。待藥液溫度稍降，用布蘸藥液熱洗，並搓揉患處。每次藥浴45分鐘，一日2次。

藥浴配方二

藥材：伸筋草、五加皮、制乳香、制沒藥各12公克，秦艽、當歸、紅花、土鼈蟲、路路通、骨碎補、桑枝、桂枝、川烏各9公克。

用法：將藥材放入鍋中，加入2000毫升水煮沸20分鐘，去渣過濾後浸洗患處。每次20分鐘，一日1次。

空腹或是飯後30分鐘內不宜進行藥浴，此外，睡前半小時也不適合進行藥浴，以免影響睡眠品質。藥浴時以及藥浴之後應該要注意保暖，避免受到風寒，可以做一些伸展操，舒緩全身。

耳穴貼壓療法

耳穴與人體各部位有相對應的生理關係，當人體出現疾病時，通常可以在耳部找到相對應的穴位。醫師常用的方式，是使用按壓、針刺、貼壓藥物等方式刺激耳廓上的穴位，以達到防病、治病的目的。此外，會視患者狀況，將王不留行籽貼於耳穴上，用於輔助治療。

耳穴治療頸椎症候群所取的穴位有：頸椎、皮質下、腎上腺、交感以及神門；如果患者伴有反覆落枕的症狀，可以加上枕穴、肝穴；伴有眩暈、噁心的患者，可以加入脾、胃穴。

進行耳穴療法要特別注意，患者如果有肌餓、精神緊張或是過度疲勞的情形，應該要採平臥，以免發生暈針。此外，耳穴雖然方便，但是有一定的局限性，最好能夠加上其他方式進行綜合治療。

頸椎症候群的常用物理療法

物理治療（Physiotherapist，簡稱PT），主要是採用物理方式，如推拿、按摩等校傳同等方式進行疾病的治療，或是用科學的物理因子治療，包括有光、電、水、冷、熱、聲（超音波）、力等將這些元素用不同方式作用於人體，運用血液及神經的傳導，引導全身與頸椎局部產生反應，借以發揮療癒的效用。

常見的物理治療方式如下：

❶**離子導入法**：分為襯墊法、水浴法及體腔法，其中以襯墊法最常見。治療時將已用藥液浸濕的藥物襯墊，直接放置在患部的皮膚上，接著在藥墊上蓋上一塊以水浸濕的布襯墊、金屬電極板，連接上治療機後，透過直流電和藥物的綜合作用，將不同極性的藥物離子導入治療部位進行治療，並且在局部保持較高的濃度。具有促進頸部循環、舒張血管、改善局部組織營養、減輕組織水腫、減少疼痛等效用。

② **熱射線療法：**又稱為紅外線療法，是一種利用熱射線治療疾病的方式，分為全身或半身照射、局部照射、局部藥物及紅外線照射、針灸及紅外線照射以及紅外線穴位照射等方法。具有擴脹血管、降低肌肉與神經興奮、緩解腫脹、恢復局部組織功能等效果。

③ **電磁波療法：**利用特定電磁波治療疾病，具有溫熱作用，可以擴張血管、消炎、消腫，還能降低神經的興奮，並解除腫脹對神經的壓迫，達到緩解或消除疼痛的效果。

④ **石蠟療法：**利用加熱深化的石蠟作為傳導介質，敷貼於頸部或其他患部以治療疾病，操作方式分為刷臘法、臘盆法及浸臘法，具有溫熱作用，可促進血管擴張、循環、消炎。此外，由於石蠟具有良好的可塑性與黏稠性，能與人體皮膚緊密結合，逐漸冷卻時體積縮小，施加壓力於皮膚及皮下組織，是一種柔和的機械壓迫作用，可促進組織內滲出液的吸收，還有消腫止痛的功能。

頸椎症候群的手術療法

通常治療頸椎症候群以非手術治療的方式為主，當非手術治療無效時，才必須考慮手術治療，例如增生骨質壓迫到神經、脊髓，嚴重造成生活及健康上的影響，就必須進行手術切除，以減輕椎間盤及神經根的壓力。

但是手術治療並非可以根治所有型態的椎間盤突出，如果是因為髓核缺水、纖維環退化、斷裂而導致的患者，術後還是必須要注意保養，否則很容易復發。

由於頸部分布重要的血管、神經、內分泌腺、氣管與食道，因此頸部手術是一項複雜又具危險性的手術。要特別注意以下幾點：

1. 謹慎嚴密的檢查，以確定手術的必要性及可行性。
2. 了解患者的病史，以及有無其他用藥或疾病，以免手術中發生危險。
3. 做好患者的心理建設，說明各種可能發生的狀況及應變措施，消除患者心中的疑慮與恐懼。

國家圖書館出版品預行編目資料

頸椎症候群預防保養書/漢欣文化編輯部著. -- 二版. --
新北市：漢欣文化事業有限公司, 2021.07
272面；23X17公分. -- (健康隨身書；1)
ISBN 978-957-686-809-2(平裝)

1.頸部 2.神經系統疾病 3.保健常識

416.612 110007602

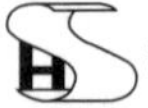

定價380元

健康隨身書 1

頸椎症候群預防保養書（暢銷版）

作　　者 / 漢欣文化編輯部
審定醫師 / 蔡東翰
專案企畫 / 何錦雲
動作示範 / 李郁清
封面設計 / 陳麗娜
執行美編 / 周盈汝
出 版 者 / **漢欣文化事業有限公司**
地　　址 / 新北市板橋區板新路206號3樓
電　　話 / 02-8953-9611
傳　　真 / 02-8952-4084
郵撥帳號 / 05837599 漢欣文化事業有限公司
電 子 郵 / hsbookse@gmail.com
二版一刷 / 2021年7月